井須豊彦
釧路労災病院脳神経外科部長
末梢神経外科センター長

[編著]

金　景成
日本医科大学千葉北総病院
脳神経外科准教授

プロフェッショナルが
伝える

しびれ外来

中外医学社

●執筆者

井須豊彦	釧路労災病院脳神経外科部長，末梢神経外科センター長 富山大学客員教授
金　景成	日本医科大学千葉北総病院脳神経外科准教授
菅原　淳	岩手医科大学脳神経外科講師
森本大二郎	日本医科大学脳神経外科講師
笹森　徹	札幌麻生脳神経外科病院機能外科センター長
國保倫子	日本医科大学千葉北総病院脳神経外科講師
藤原史明	佐世保中央病院脳神経外科医長
石垣大哉	岩手医科大学脳神経外科
佐藤雅美	しらかば鍼灸整骨院院長　医学博士

本書は 2012 年刊行の「しびれ，痛みの外来診療―そのポイントとコツを教えます」
を改訂・改題したものである．

改訂版の発刊に際して

　「しびれ，痛みの外来診療」初版の刊行から9年以上が経過し，この度，改訂・改題第2版を発刊することになりました．初版は非常に好評でありましたが，その後のしびれ，痛み診断，治療の進歩があり，初版本の内容が古くなってしまいました．そのため，改訂に際しては9年間の進歩を踏まえ，項目を加えたり，内容を修正，削除したりして，大幅に改訂しました．

　近年，特に注目している「画像では診断が困難で，身体に触れてわかる殿部，下肢の絞扼性末梢神経障害」を重点的に加筆しました．これらの病態は，一般教科書には十分に記載されていない疾患概念ですが，日常診療では，思いのほか多く遭遇する疾患です．改訂版は他の教科書では得られない内容も記載されているため，しびれ，痛みの外来診療を行っている医師には非常に役立つものと確信しています．また，薬剤師，看護師，理学療法士，放射線技師，検査技師，クラークなどの医療スタッフには，しびれ，痛み外来の流れがわかり，医療情報を共有できる利点があります．ぜひ，御一読いただければ幸いです．

　なお，初版本発刊から5年後，2017年3月23日にご逝去された北海道大学脳神経外科第3代目教授岩崎嘉信先生に本書を捧げたいと思います．岩崎嘉信先生は私を脊髄外科の道に導いてくれた先輩であり，脊髄外科発展のために共に頑張った同志でもあります．

　最後に，今回の改訂版の発刊に際してご尽力いただいた中外医学社の小川孝志氏，鈴木真美子氏にこの場を借りて心より感謝申し上げます．

　　2021年10月

　　釧路労災病院脳神経外科部長，末梢神経外科センター長
　　富山大学客員教授　　　井須豊彦

初版の序

　受験シーズンを迎えると，思い出すことがあります．北大医学部の入試前夜，私は突然，39℃台の熱が出て具合が悪くなりました．当時は，今のように夜間の救急体制が整っておらず，母親は心配して近所に住む国立病院の内科の先生に診察をお願いしました．先生は夜遅くにもかかわらず，快く診察して薬を処方してくれました．不安でいっぱいの私の体に当てられた聴診器の感覚は，忘れられません．おかげで体調が悪いながらも，どうにか試験を受けて合格し，小さいころからのあこがれだった医者の道に進むことができました．今から思うと，診療に疲れ，寝ようとしていた時に，突然，連絡があり，病院の仕事でもないのに御迷惑であったと察します．高校生であった私自身は，医者がどんな生活をしているかなんてわかりませんでしたので，単に，一人の受験生として救われた気持ちになりました．医療の原点を見た思いであり，今でも，感謝しています．

　私は脊椎脊髄外科を志して，25年以上経ちますが，外来診療において，外科医の思いを患者さんに正確に伝えることの難しさを痛感しています．外科医は「こんなに診断能力が向上し，手術成績が良くなっているのに，なぜ？」と感じ，患者さんや家族は「医療技術が進歩しているので，病気を治せないはずはない，悪くなったのは医療ミスが原因だ」と感じていることが原因の一つだと思います．この両者間の温度差の違いが医療トラブルの根幹を成しています．私は，患者さん，家族とのトラブルを回避するための方策を模索しています．医者と患者さんとのトラブル防止が，患者さんの利益につながると信じるからです．外来は，最初に患者さんやその家族と出会うところであり，病気の診断を適切に行い，治療を進めていく上で，非常に大切な場です．

　本書では，一般病院に勤務する外科医が最低限，外来診療で行わなければいけないことのみを記載しています．また，私が最近，積極的に診断，治療を行っている「手で触れてわかる腰痛」についても記載していますので，腰

痛患者さんを診察する機会のある先生方は一読していただければと思います．そのため，脊椎脊髄外科の専門医には少し，物足りない内容になっているかもしれません（特に，神経学的所見の取り方や画像所見の見方）．脊椎脊髄疾患に関する本は多数，出版されていますので参考にしていただければ幸いです．本書の特徴は，外来診療の場において，どのように患者さんや家族と接し，診察を行うべきかを詳細に記載していることです．私の診察法は独善的ではありますが，しびれや痛みの患者さんを診察する機会のある先生方の診療の参考になると思います．また，随所に，「神経外科医のつぶやき」の欄を設け，私の診療に対する思いをエッセイ風に述べました．読んでいただければ幸いです．

　最後に，脳神経外科入局時の教授であった故都留美都雄先生〔1920（大正9）年10月13日−1993（平成5）年10月26日，享年74歳〕に本書を捧げたいと思います．

　　　2012 年 10 月

　　　　　　　　　　　釧路労災病院脳神経外科部長
　　　　　　　　　　　末梢神経外科センター長　　井須豊彦

目 次

はじめに

外来は，最初に患者と出会うところであり，病気の診断を適切に行い，治療を進めていく上で，非常に大切な場である．初回の診察で大切なことは，どこがつらく，どのようなことを希望しているかを知ることであり，話し合いながら，検査，治療を行うものである．そのため，最終診断まで，時間がかかるときもある．医療トラブルの始まりは初回の外来診察時からあることを肝に銘じるべきである．

本書では，私の診察法の流儀を述べるとともに，診察上の問題点を，自験例を示しながら提示する．

Ⅰ 外来受付から診察までの流れ

1 しびれ，痛みを訴える患者はすべて診察

　しびれ，痛みを呈する脊椎脊髄疾患や末梢神経疾患を診療対象としているが，明らかに，私の専門外の疾患と考えられても（股関節，肩関節，膝関節の疾患等の整形外科疾患．パーキンソン病，筋萎縮性側索硬化症等の神経内科疾患．リウマチや糖尿病等の内科疾患），身体のどこかにしびれや痛みがあり，患者が受診を希望している時には，かならず，診察するようにしている．

症例 1

腰痛あり，当科を受診したが，他科を紹介されそうになった 50 歳代男性

　腰痛を訴えて脳神経外科の診察を希望し，外来に来た患者がいた．診察中，妙な会話が外来受付から聞こえてきた．職員が，脳神経外科では腰痛患者をみませんので，整形外科を受診してくださいと説得していた．患者は，私に診察してもらいたくて脳神経外科を受け付けしたため，診察していただけないかと何度も懇願していた．私は診察を中断して患者に謝り，予定通り脳神経外科の受付をしてもらって，診察した．病名は腰部脊柱管狭窄症であった．腰痛，下肢痛が強かったため，後日，腰椎手術を行った．釧路での腰椎手術第一例目となった．

神経外科医のつぶやき

受診する科を決めるのは患者である

　診察を希望する科を決めるのは患者ですが，昔風の職員は自分の考えを一方的に，患者に押し付ける傾向にあります．私は脳外科医で，脳以外の病気をみることはできないと思われていることを実感しました．赴任して初めて経験した試練でした．私は，脳神経外科でも腰椎疾患患者の診断，治療が可能であることを啓蒙すべきと感じ，腰

JCOPY 498-22801

椎疾患の患者向けパンフレットを作成し，腰椎疾患治療に関する市民医療講演会を積極的に行ってきました．最近，ようやく，私が勤務する地域では腰椎疾患の専門医と思われるようになりました．

症例 2

脳神経外科では手根管症候群の治療はできないと勝手に思い込んでいた 50 歳代女性

20 年程前に，頚椎疾患は脳神経外科，手根管症候群は整形外科と勝手に思い込んでいた手根管症候群患者がいた．頚椎症術後 7 年目に再び，左手のしびれ，痛みが出現し，再発を心配して当科を受診した．頚椎 MRI では異常所見なく，臨床症状ならびに神経伝導検査の結果から手根管症候群の再発と診断した（5 年前に整形外科で手根管開放術施行）．先生（私のこと）は頚椎が専門で，手根管症候群の治療は行っていないと勘違いしていたと言われた．当科でも手根管症候群の治療を行っていると説明したところ，当科での再手術を希望した．

 神経外科医のつぶやき

私，脳神経外科医は腰痛や膝内側の痛み，手，足裏のしびれ，痛みも診断・治療します

私は脳の手術に興味があり，脳神経外科を専攻しました．脳神経外科医になって初めて，脊髄疾患も治療対象であることを知り，卒業 10 年目に脊髄外科の道を志すようになりました．10 年ほど前から身体に触れてみなければ診断が困難である腰下肢絞扼性末梢神経疾患と出会い，ようやく，頭のてっぺんから手足の神経疾患までを治せる正統派の脳神経外科医になれました．より良い治療を希望するのであれば，画像所見のみに興味がある

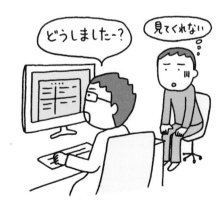

画像所見のみに興味がある医師の診察を受けないことを勧める

外科医の診察を受けないほうが良いと思います．無駄な腰椎手術を受けてしまう可能性があります．注意が必要です．

2 問診票の記載

患者の訴える症状や経過，他院での治療歴（薬物治療，神経ブロック，手術歴等），紹介状の有無，服用している薬等，病気に関する情報を診察前にあらかじめ把握していれば，限られた時間内で診察をスムーズに行うことができるため，問診票の記載は必須である．また，患者の受診の目的がわかっていると，患者の意に沿った説明が可能となり有益である．

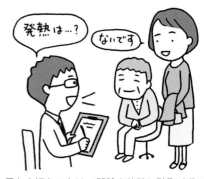

最も大切なことは，問診を的確に聴取することである

問診票の記載に際しては，質問の意味を十分に理解できず（特に，高齢者では），記載漏れが多くみられることがある．そのため，患者ならびに家族の方と話しながら，診察前に空欄を可能な限り埋めてもらうようにしている（追加記載と明示）．

症例 3

問診票に受診の目的を記載せず，診察時にも何も語らなかった腰部脊柱管狭窄症例，50 歳代女性

腰痛と下肢痛を訴えて受診．腰椎疾患を疑い，MRI を予約（1 週間後）し薬を処方した．診察終了時，不満そうな表情であった．当日夕方，病院に連絡があり MRI はキャンセルになった．看護師が理由を聞いたところ，他院で腰の手術を勧められていたため，当日，MRI の検査をし，手術の話をしたかったようである．診察時は何もそのような話はなかったのだが．

JCOPY 498-22801

症例 4

画像所見のみを信じて，手術をされそうになった腰痛症例，70 歳代女性

　　他院で腰部脊柱管狭窄症の手術を勧められ，娘と共に受診．話をよく聞いてみると，腰痛は 2 週間前，腰をひねってからであり，診察時には腰痛は消失していた．10 年ほど前から，数年に 1 回，腰痛があるとのことだった．下肢痛の訴えはなかった．腰椎 MRI では脊柱管は狭いが手術適応はなく，薬物投与も必要ないとお話しした．画像で所見があるのにどうして手術をしていただけないのですかと言い張り，しばらく，納得していただけなかった．再び，腰痛が出現したら，受診してくださいと説明したが．

神経外科医のつぶやき

問診は大切である

　　診察前に問診票を詳細に書いてもらうことは非常に重要ですが，多くの患者や家族はその重要性を認識していません．検査をすれば，すべての病気の診断が確定すると思っているようです．しびれ，痛みを呈する病気の多くは問診票を間違いなく記載していただければ，診察前に診断が確定することが多いです．私が，問診票をみて，記載が不充分な箇所の質問をすると，面倒臭そうな表情をする患者がいます．MRI の所見を早く聞きたいからです．症例 3 の患者は，当日に精密検査（MRI 等）し，手術の説明を希望していたため，私と行き違いがあったと思われます．MRI 付きの紹介状を持って来ていただければ患者の希望に添う診察が出来たかもしれません．症例 4 の患者，家族，他院の医師は画像でみられた所見が腰痛の原因だと思い違いをしていたようです．腰部脊柱管狭窄症に特徴的な症状（腰痛，下肢痛，間欠性跛行）がなければ，腰部脊柱管狭窄症と診断してはいけません．狭いだけでは病気ではありません．画像重視の医療の

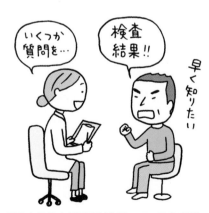

問診より検査が重要だと思っている患者がいる．問診を軽視する患者はより良い医療を受けられない．

弊害でしょうか.

　問診票に受診の目的（つらい症状を軽減してほしい，どこか悪い病気がないか心配，他院での説明・治療に不満あり，手術の相談，検査を希望等）を正確に記載してもらうことは非常に重要です．問診の聴取は，医師と患者，家族との協働作業であり，患者，家族の協力がなければできないことを，あらかじめ，説明しておくことも必要です．

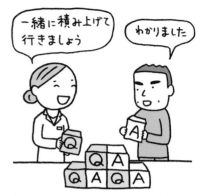

問診の聴取は，医師と患者との協働作業であり，患者の協力がなければできない．

豆知識 1

腰痛の局在（どの範囲の痛みを腰痛というか）

　腰痛の局在は，文献的には体幹後面の第 12 肋骨と殿溝下端の間と定義される **図1** [1, 2)]. しかし，実際の患者と医師は必ずしもそのような認識がない可能性がある．2001 年に松平らは [3)]，腰痛の既往のある患者 270 名と整形外科医 62 名に対し＜どこが痛ければ腰が痛いと表現するか＞とのアンケート調査を行ったところ，下限が腸骨稜を越えない腰背部単独型が患者 62％・医師 39％，下限が腸骨稜を越え殿部近位 1/2 を越えない上殿部型が患者 27％・医師 48％，下限が殿溝まで及ぶ全殿部型が患者 8％・医師 11％，下限が殿溝を越える下肢型が患者 3％・医師 2％であったと報告した．また，背側のみならず上前腸骨棘周囲などの腹側も含めていたものが患者 10％・医師 3％でみられた．近年は，腰痛の局在の定義がガイドラインなどで明示されているため，上記の割合に変化があることが予想されるが，日常診療では＜腰痛の局在＞について患者認識とギャップがある可能性に留意する必要がある．

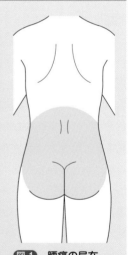

図1　腰痛の局在

JCOPY 498-22801

◆文献

1) Hoy D, March L, Brooks P, et al. The global burden of low back pain: estimates from the Global Burden of Disease 2010 study. Ann Rheum Dis. 2014; 73: 968-74.
2) 日本整形外科学会, 日本腰痛学会, 監修. 腰痛はどのように定義されるのか. 腰痛診療ガイドライン 2019. 改訂第 2 版. 東京: 南江堂; 2019. p.7-8.
3) 松平 浩, 山崎隆志, 滝川一亮, 他. 腰痛とはどの部位の痛みをいうか－患者, 整形外科医へのアンケートによる調査. 日本腰痛会誌. 2001, 7; 49-54.

コラム

私の問診票

日付	年 月 日

名前　　　（ 男性 ・ 女性 ）
生年月日　（大正, 昭和, 平成, 令和）　　年　　月　　日 年齢　　歳

　脳神経外科は **頭や脳に加えて**, 首, 腰の痛みや手足のしびれ, 痛みを呈する脊椎脊髄疾患, 末梢神経疾患を扱っています. 診療前に以下の情報が得られますと診療をスムーズに行うことができ, 病気の診断に非常に役立ちます.

　以下の質問にお答え下さい.

　1) しびれ, 痛みの部位を斜線で示して下さい

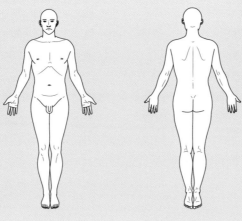

2) 以下の症状がありますか？　　　　いつから？　　　症状の経過

①頭痛，めまい，頸部痛，肩張り（有・無）

（　　年　　　月から）（悪化，不変，軽減）

②上肢のしびれ，痛み（有・無）（　　年　　　月から）（悪化，不変，軽減）

③上肢の筋力低下（有・無）　（　　年　　　月から）（悪化，不変，軽減）

④下肢のしびれ，痛み（有・無）（　　年　　　月から）（悪化，不変，軽減）

⑤下肢の筋力低下（有・無）　（　　年　　　月から）（悪化，不変，軽減）

⑥腰痛，殿部痛（有・無）　　（　　年　　　月から）（悪化，不変，軽減）

⑦歩行障害（有・無）　　　　（　　年　　　月から）（悪化，不変，軽減）

⑧座位が困難（有・無）　　　（　　年　　　月から）（悪化，不変，軽減）

⑨排尿，排便障害（有・無）　（　　年　　　月から）（悪化，不変，軽減）

⑩その他（有・無）　　　　　（　　年　　　月から）（悪化，不変，軽減）

⑪上記症状が姿勢により悪化するかどうか？（有・無）

3) 今回の症状で当院他科又は，別の病院で治療を受けたことがあります

か？　　　　　　　　　　　　　　　　　　【　はい・いいえ　】

はいの方

いつ頃	病院名	手術	ブロック治療	薬物治療
（　年　　月）	病院	有・無	有・無	有・無
（　年　　月）	病院	有・無	有・無	有・無
（　年　　月）	病院	有・無	有・無	有・無
（　年　　月）	病院	有・無	有・無	有・無

4) 治療中の病気　　　　　【　有（投薬治療　有・無　）・無　】

以前にかかった病気　　　　　　　　　　　【　有・無　】

糖尿病・高血圧・心臓病・脳卒中・喘息・甲状腺・肝臓病

腎臓病・前立腺・リウマチ

その他（　　　　　　　　　　　　　）

5) 薬のアレルギーの有無　　　　　　　　　【　有・無　】

薬品名（　　　　　　　　　　　　　）

JCOPY 498-22801

6) 他の病気で手術を受けたことがありますか？ 　【　はい・いいえ　】

いつ頃　　　　　病院名　　　　　　　　　　病　名

（ 　年　　月）	病院 （	）
（ 　年　　月）	病院 （	）
（ 　年　　月）	病院 （	）

7) 紹介されて当科を受診しましたか？ 　【　はい・いいえ　】

はいの方

紹介者の名前　（ 　　　　　　　　　　　　　　）

家族・親族・会社の同僚・知人・新聞・ホームページ・

その他　（ 　　　　　　　　　　　　　　）

紹介者は当科で手術を受けられましたか？

【　はい（頸椎・腰椎・その他）・いいえ　】

＊希望する医師はいますか？　【　はい（ 　　　　　医師）・いいえ　】

8) MRI 撮影時必要な確認事項

心臓ペースメーカー等の金属が体内に入っていますか？

【　はい・いいえ　】

刺青, アートメイクがありますか？ 　【　はい・いいえ　】

9) 今回の受診は仕事中のケガによるものですか？ 　【　はい・いいえ　】

10) 今回の受診は交通事故によるものですか？ 　【　はい・いいえ　】

11) 受診の目的を知らせてください

a 　症状が辛いため, 投薬治療を希望

b 　どこか悪い病気がないか心配なので精査を希望

c 　他の病院での説明, 治療に不満があり受診

d 　手術治療を希望

e 　その他

問診票をチェックして検査の指示

　問診票を書いていただいた段階で，検査を指示する．通常，脊椎単純撮影を指示する．頸椎では4方向撮影＜正面像，側面像（前屈位，中間位，後屈位）＞，腰椎では立位6方向＜正面像，側面像（前屈位，中間位，後屈位，両側斜位像）＞，胸椎では2方向（正面像，側面像）を基本とする．腰椎疾患が疑われる場合には，腰椎単純撮影を行うが，股関節由来の腰痛を鑑別するために股関節部を含む撮影を指示している．また，上肢や下肢にしびれがあったり，頭痛を訴えている場合には，脳疾患を否定するために脳CTを撮影することがある．

4 検査から診察までの流れ

症例 5

上肢のしびれを訴え受診．長時間待たされたため，怒り出した症例，50歳代女性

　むうっとした表情で診察室に入ってきた．症状は上肢の軽いしびれで，診察の結果，特に心配する病気でないことを説明した．薬を処方し，MRI検査を予約したが，6時間も待たされたのに診察時間が短く（10分位診察した記憶がある），検査の説明もちゃんとしてくれないと怒りだした．診察後，受付で，検査をすべてキャンセルし，処方箋も受け取らず帰宅した．

症例 6

長時間待って，診察を受けた腰部脊柱管狭窄症例，60歳代女性

　腰痛と下肢痛を訴え，娘と共に診察室に入ってきた．午後3時頃（受付から5時間位）になっていた．患者から，昼御飯も食べず，遅くまで先生は大変ですねと労いの言葉を頂き，穏やかな雰囲気で診察が終了した．その後の検査で，病名は腰部脊柱管狭窄症であった．薬物治療にて痛みが軽減した．

外来の待ち時間

　症例5の患者は，他院からの紹介であったため，すぐに診てもらえると思ったのに長時間待たされイライラしていたと思います．一方，症例6の患者は受診する前に，知人から診察の待ち時間が長いことを聞き，覚悟して病院に来ていました．そのため，診察中は非常に穏やかな表情でした．脊椎脊髄疾患患者の診察時間は時に長くなることもあり，時間通りに診察が終わらないことがしばしばです．そのため，待ち時間が長くなってしまうのですが（患者の立場に立てば，病院の勝手な理由です），なかなか理解してもらえません．

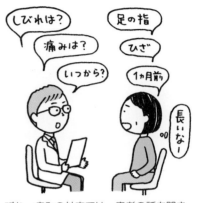

しびれ，痛みの外来では，患者の話を聞き，病状や病気の説明に長時間を要するため，予想していたよりも診察時間が長くなることがある

　「待たされる」と言う言葉は医療者側に問題があるかのような言葉です．職員の説明が悪いとか，病院のシステムにも問題はありますが，それだけでは解決がつきません．診察する患者の数を制限し，診察時間を短縮すれば，「待たされた」と言われなくなりますが，医療の質は低下します．また，医師と患者との相互の信頼関係が構築されなければ，適切な医療を受けることはできません．どうしたら，良いでしょうか．

II 初回診察

　患者を診察する前に，検査所見を確認する．頸椎 X 線写真では，後縦靱帯骨化症や後方骨棘の有無，動態撮影に伴う脊椎不安定性の有無を確認する．環軸椎亜脱臼がみられるかどうかは重要である．腰椎 X 線写真では，椎体骨折，側彎やすべり症等脊椎配列の異常，脊椎骨の破壊等明らかにわかる所見がないかどうか確認する．脳 CT では，硬膜下血腫，脳内血腫等の出血病変や脳梗塞，脳腫瘍の有無をみる．

1 診察室のドアを開け診察椅子に腰掛け，診察するまで

　診察室のドアを開けて診察椅子に一人でスムーズに腰かけられるかどうかを確認する．痛みが強かったり，歩行障害がみられるときには，家族に支えられて入室したり，車椅子に乗せられた状態で入室してくる．また，患者が辛い表情を示しているかどうか，不機嫌かどうかも観察する必要がある．

2 しびれ，痛みはどの部位にあるか

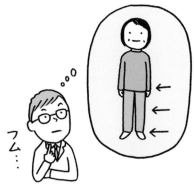

しびれ，痛みの範囲を知ることにより，病変が脊椎レベルに存在するか末梢神経レベルかを推定することが可能であり，病気の診断の一助になりえる．

JCOPY 498-22801

A 脊椎病変

1. 腰椎疾患

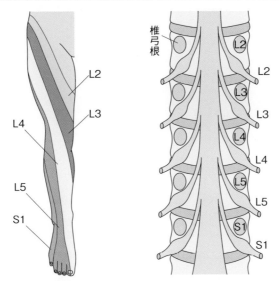

図1 腰髄神経根の支配領域（デルマトーム）を示す

　通常，L2/3 レベルの脊柱管内病変では L3 神経根障害，L3/4 レベルでは L4 神経根障害，L4/5 レベルでは L5 神経根障害，L5/S1 レベルでは S1 神経根障害がみられる．椎間孔内から孔外病変では，障害神経根が頭側へ 1 椎間ずれる．たとえば，L5 神経根障害は L5/S1 椎間孔内病変でみられる．また，馬尾神経障害を呈する場合には障害レベル以下の馬尾神経が障害される．

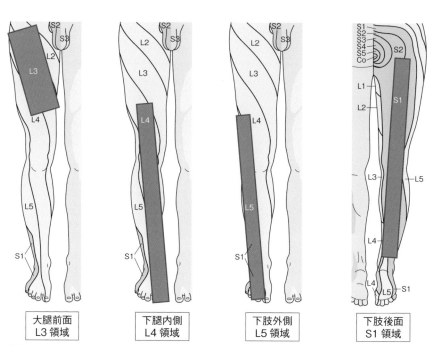

| 大腿前面
L3 領域 | 下腿内側
L4 領域 | 下肢外側
L5 領域 | 下肢後面
S1 領域 |

図2 しびれ，痛みの部位より簡便に障害神経根を推測する

　大腿前面にしびれや痛みがみられれば，L3 神経根障害が疑われる．下腿内側では L4 神経根障害，下肢外側では L5 神経根障害，下肢後面では S1 神経根障害を疑う．

症例7

右側殿部，大腿外側から下腿外側にかけて痛みを呈した
右側 L5/S1 レベルの腰椎椎間孔狭窄症，60 歳代，女性

　1 年程前から右殿部から下肢外側にかけてしびれや痛みがあり，200m 歩行で痛みが悪化し休むと改善した（間欠性跛行）．他院で精査するも異常所見がみられず，当科を受診した．下肢のしびれ，痛みの領域は L5 神経根領域であり，右 Kemp 徴候は陽性であった．L4/5 レベル MRI では明らかな狭窄は認められなかったが，L5/S1 レベルの MRI，CT で骨棘による右側椎間孔狭窄がみられ，右側 L5/S1 椎間孔狭窄症による L5 神経根症と診断した．内側開窓術にて，右側 L5/S1 椎間孔拡大術を行い，L5 神経根を除圧した．術後，痛

JCOPY 498-22801

みは消失した.

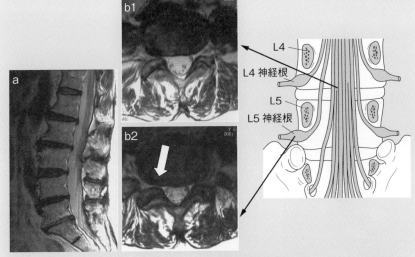

図3 MRI a: 矢状断像, b: 横断像 (b1: L4/5, b2: L5/S1)

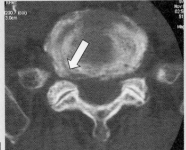

図4 CT (L5/S1) 右側

症例 8

左側大腿前面の痛みを呈した L2/3 レベルの腰椎椎間板ヘルニア例. 50 歳代, 男性

　3 カ月前から左大腿前面の痛みがあり, 歩行困難となり受診した. MRI では L1/2 レベル右側の椎間板ヘルニア, L2/3 レベル左側の椎間板ヘルニア (矢印), L3/4 レベルの軽度狭窄がみられたが, 左 L3 神経根痛の原因は L2/3 レベルの左側ヘルニアと診断し, L2/3 レベルでヘルニア摘出術を施行した. 術後経過は順調で痛みは消失した.

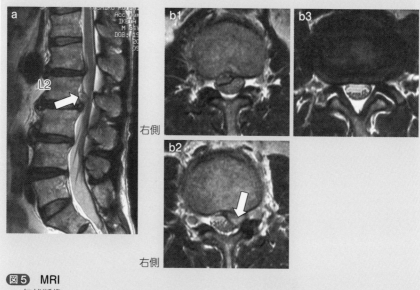

図5　MRI
a: 矢状断像
b: 横断像（b1: L1/2, b2: L2/3, b3: L3/4）

　症例 7 はしびれ, 痛みの範囲より L5 神経根障害が疑われたが, L4/5 レベルで脊柱管内病変は認められず, L5/S1 椎間孔狭窄症が原因であった. 画像診断では脊柱管内病変だけでなく, 椎間孔内から孔外にかけて, 検索する必要があることを教えられた. また, 症例 8 のように, MRI で多椎間病変がみられた時には, しびれ, 痛みの範囲と画像所見を検討し, 責任病変を確定することが大切である.

JCOPY 498-22801

2. 胸椎疾患

症例 9

腹部から両下肢全体のしびれ，感覚鈍麻を訴えた胸椎黄色靱帯骨化症例，
60 歳代，男性

　6 カ月前から下肢のしびれがあり，徐々にしびれの範囲は広がり，感覚鈍
麻，歩行障害も加わり，当科を受診．他院では腰椎疾患を疑われていた．神経
学的には両下肢の痙性がみられ，バビンスキー反射陽性，T10 レベル以下の
温痛触覚の低下が認められた．CT 図6，MRI 図7 では T9/10 レベルの
黄色靱帯骨化により，脊髄は強く圧迫されていた．腰椎 MRI では腰椎病変は
明らかでなく，T9/10 レベルの黄色靱帯骨化症による脊髄症と診断し，骨化
摘出術を施行した．術後，歩行障害，下肢しびれは改善した．

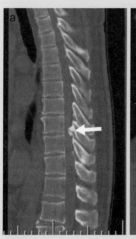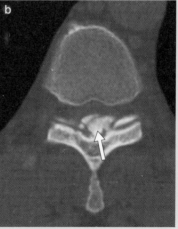

図6　胸椎 CT（a：矢状断，b：横断像）
T9/10 レベルに黄色靱帯骨化（白矢印）がみられる．

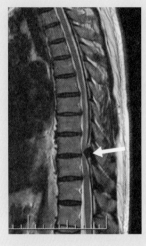

図7 胸椎MRI（矢状断）
黄色靱帯骨化（黄色矢印）により脊髄は強く
圧迫されている.

　本症例は下肢のしびれ＝腰椎病変と間違って診断，治療されるところであった．
私は，腰椎術後に症状が進行するために当科を受診し，胸髄動静脈奇形や胸椎黄色
靱帯骨化症と診断された症例を多数，経験している．坐骨神経痛がみられず，下肢
のしびれのみを訴えている場合には，胸髄病変も疑い，詳細な診察をすれば，診断
は容易である（下肢の痙性，バビンスキー反射陽性等の錐体路徴候の有無，腹部で
の知覚低下の有無を確認）．胸椎病変を間違って腰椎病変と診断，治療しないため
には，下肢のしびれを安易に腰椎病変による症状と思わないことが大切である．

JCOPY 498-22801

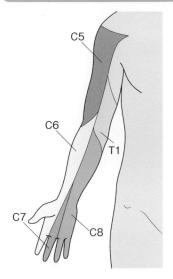

図8　頸髄神経根の支配領域（デルマトーム）を示す.
親指は C6 領域，中指は C7 領域，小指は C8 領域の指標となる.

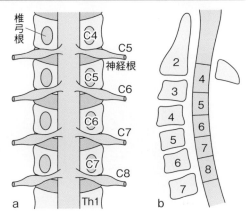

図9　頸髄神経根（a）と頸髄髄節（b）
C4/5 レベル病変では C5 神経根，C5/6 レベルでは C6 神経根，C6/7 レベルでは C7 神経根，C7/T1 レベルでは C8 神経根が障害される（a）. また，頸椎では，頸髄と脊椎の間でずれが生じるため（b），注意が必要である.
たとえば，C5/6 レベルの病変では，神経根は C6 神経根が障害されるが，髄節では C7 髄節が障害されることになる.

症例 10 ▶

左上肢尺側から左手第 4，5 指のしびれ，痛みを訴えた C7/T1 レベルの椎間孔内椎間板ヘルニア例，50 歳代男性─ CT 脊髄造影が有用であった症例

　　左側肩甲骨部の痛みと左上肢尺側から左手第 4，5 指にかけて，しびれ，痛みを訴えて受診. 頸部後屈にて左上肢尺側に痛みが走り，左側 C8 神経根症と診断した. MRI では C7/T1 左側椎間孔部のくも膜下腔の狭小化が疑われた. CT 脊髄造影では明らかに造影欠損が認められ，同部位の椎間板ヘルニアと診断した. 頸椎経椎体アプローチにてヘルニアを摘出した. 術後，痛みは消失した.

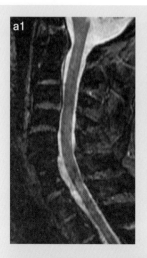
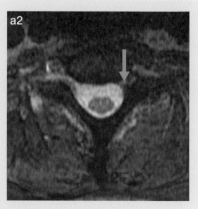

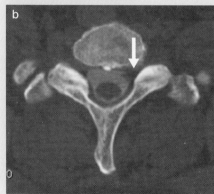

図10 椎間孔内椎間板ヘルニア例

a: 頸椎 MRI…a1 矢状断, a2 C7/T1 レベル横断像.

b: C7/T1 レベル CT 脊髄造影（後屈位）

MRI では C7/T1 レベル左椎間孔部くも膜下腔の狭小化（青色矢印）が疑われる. 後屈位 CT 脊髄造影では左椎間孔部付近で造影欠損（白矢印）があり, 同部位のヘルニアと診断した.

JCOPY 498-22801

症例 11

頸椎術後（C5/6 レベル）も左側上肢尺側から第 4，5 指のしびれが改善しなかった C7/T1 レベルの頸椎症例，40 歳代男性

　3 年前に，他院で C5/6 レベルの頸椎前方除圧固定術が施行されたが，術後も症状が改善せず，悪化してきたため当科を受診した．しびれ，痛みの範囲は初回手術前と変わらず，左上肢尺側から左手第 4，5 指までであり，左 C8 神経根症と診断した．頸椎 MRI では C5/6 レベルに挿入されたチタンケージによるアーチファクトのために診断が困難であり，CT 脊髄造影を施行した．C7/T1 レベルの CT 脊髄造影では，骨棘により左側 C7/T1 椎間孔付近で造影欠損しており，責任病変と考えられた．頸椎前方除圧術を行い，左 C8 神経根を除圧した．術後，しびれ，痛みは消失した．

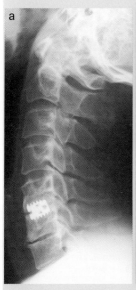
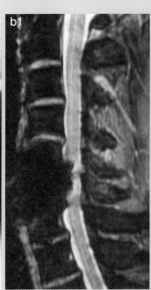
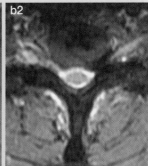
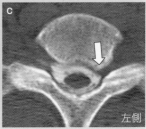

図 11　症例 11 の図
a：頸椎単純撮影（側面像），b：頸椎 MRI（b1 矢状断像，b2 横断像 C7/T1 ）
c：CT 脊髄造影（C7/T1）

症例 10 は神経学的に左 C8 神経根症と思われたが，MRI で確定診断がつかず，CT 脊髄造影を行い，確定診断を得ることができた．画像診断の進歩により，CT 脊髄造影は必要ないとの意見もあるが，頸椎症性神経根症の診断に際して，MRI で確定診断がつかないと思われた時には CT 脊髄造影を試みることが必要である．また，症例 11 では，画像所見のみに注目することなく，しびれ，痛みの範囲を正確に聴取することが重要であることを教えられた．

B 絞扼性末梢神経疾患

末梢神経には固有の神経支配領域がある．そのため，絞扼性末梢神経疾患の診断に際しては末梢神経の皮膚支配領域を把握しておかなければならない．

1. 上肢

a. 手根管症候群 図12

第 1〜3 指，4 指橈側にしびれ，痛みがみられるが，母指球筋部 ● に認められない．母指球の皮膚感覚を支配する掌側知覚枝（黒矢印）は遠位掌側手首皮線の 2〜15cm 中枢で正中神経の橈側より分枝するため，手根管症候群例では障害を受けない．

＊上腕部の正中神経障害例では母指球の領域にもしびれ，痛みがみられる．

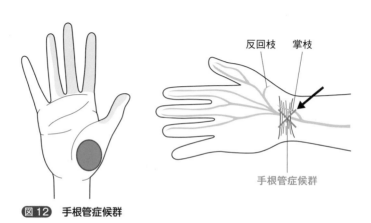

反回枝　掌枝

手根管症候群

図12　手根管症候群

JCOPY 498-22801

b. 肘部尺骨神経障害（肘部管症候群）図13

第4指尺側，第5指にしびれ，痛みがみられる．

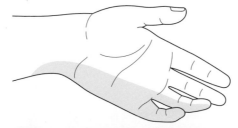

図13 肘部尺骨神経障害（肘部管症候群）

c. 手首尺骨神経障害（ギオン管症候群）図14

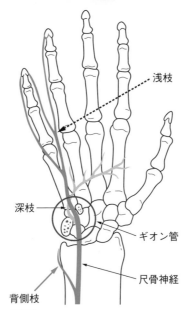

浅枝

深枝

ギオン管

尺骨神経

背側枝

図14 手首尺骨神経障害（ギオン
管症候群）

　浅枝（黒色点線矢印）の障害では第4指尺側と第5指のしびれを呈するが，指背側への分枝（青色矢印）はギオン菅より5〜8cm近位で分岐するため，障害は回避され掌側のみの症状となる．

2. 殿部 図15

a. 上殿皮神経障害

　上殿皮神経は T11 から L5 後根神経の皮枝で胸腰筋膜を腸骨稜近傍で貫通して，殿部へ分布する感覚枝である．上殿皮神経障害では殿部上（白矢印）に痛みを訴える．

b. 中殿皮神経障害

　中殿皮神経は S1 から S4 後根神経の皮枝で仙腸関節近くの長後仙腸靱帯の下を通過して，殿部へ分布する感覚神経である．中殿皮神経障害では殿部内側（黒矢印）に痛みを訴える．

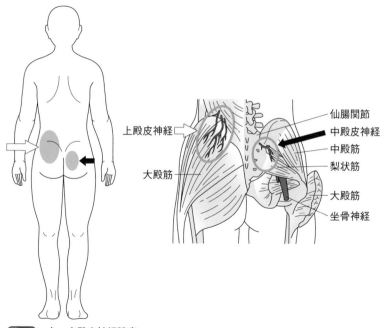

図15　上・中殿皮神経障害

JCOPY 498-22801

3. 下肢

a. 外側大腿皮神経障害 図16

　外側大腿皮神経（白矢印）は第1～第3腰神経根の感覚枝で上前腸骨棘●の内側で鼠経靱帯と縫工筋に挟まれるよう（青丸）に骨盤外へ出て，大腿前外側部へ分布する．外側大腿皮神経が鼠経靱帯と縫工筋の間で絞扼されると大腿前外側部にしびれ，痛みを呈する．

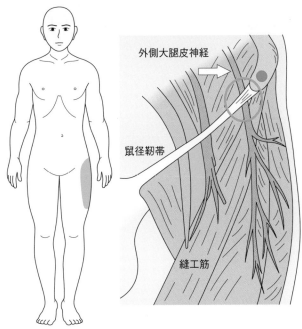

図16　外側大腿皮神経障害

b. 伏在神経障害 図17

　伏在神経は大腿神経から分岐する知覚枝で長内転筋，内側広筋，縫工筋に囲まれた筋膜性のトンネルであるハンター管を通り，膝内側から下腿内側の皮膚感覚を支配する．伏在神経が障害されると，膝内側から下腿内側にかけてしびれや痛みを訴える．

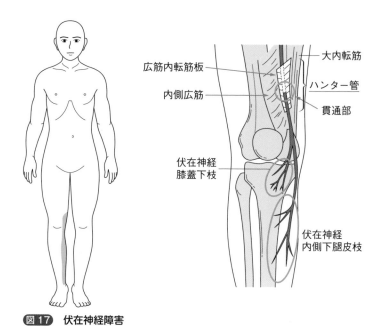

図17 伏在神経障害

大内転筋

広筋内転筋板

ハンター管

内側広筋

貫通部

伏在神経
膝蓋下枝

伏在神経
内側下腿皮枝

c. 総腓骨神経障害 図18

　坐骨神経は脛骨神経と総腓骨神経に分かれるが，総腓骨神経は腓骨頭を回り長腓骨筋内へ走行し，足の背側へ向かう．総腓骨神経が腓骨骨頭部で絞扼されると，下腿外側から足背側にかけてしびれ，痛みがみられるが，腓骨骨頭より近位で分岐する外側腓腹皮神経は障害されないため，下腿近位3分の1の領域には，しびれ，痛みはみられない．

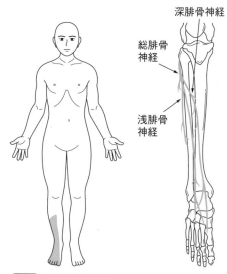

深腓骨神経

総腓骨
神経

浅腓骨
神経

図18 総腓骨神経障害

JCOPY 498-22801

d. 浅腓骨神経障害 図19

浅腓骨神経は総腓骨神経が腓骨骨頭部を通過し長腓骨筋内に入ったところで分枝し，足背に至る．しびれ，痛みの領域は総腓骨神経障害よりも末梢よりへ狭く，深腓骨神経領域（第1と第2趾間）（青色領域）を除いた下腿外側から足背（水色の領域）である．

e. 足根管症候群 図20

脛骨神経は膝の裏側を通り，脛骨内果を回るように足根管内を走行し，後脛骨神経（内側①，外側足底神経②）として足底から足趾に至る（青丸）．後脛骨神経の踵骨枝③は，足根管の手前で分岐することが多いので，大多数の足根管症候群例では足底の踵を除いた前方部にしびれ，痛みを訴える．

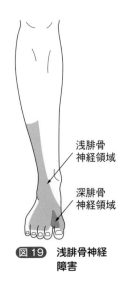

浅腓骨
神経領域

深腓骨
神経領域

図19　浅腓骨神経
障害

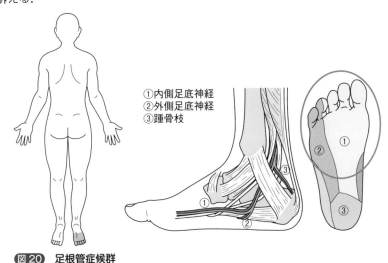

①内側足底神経
②外側足底神経
③踵骨枝

図20　足根管症候群

f. モートン病 図21

内側（水色），外側足底神経（灰色）末梢枝が中足趾間で絞扼されると，絞扼部位（青丸）から隣接する2趾の足底面に痛みが出現する．第3~4足趾間の神経が障害されやすい（第2~3，4~5足趾間もある）．

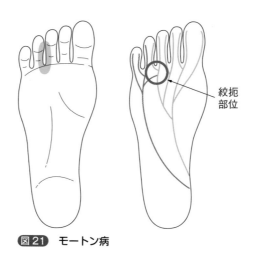

図21 モートン病

絞扼
部位

C Tinel 様徴候，圧痛部位の確認[1, 2]

　絞扼性末梢神経障害では，軸索の物理的刺激に対する閾値が低下しているため，軽微な物理的刺激でも異所性発火を誘発することができる．末梢神経の絞扼部を軽打することによって起こる放散痛を Tinel 様徴候という．末梢神経障害部位の高位診断の補助となる．被検神経を適度の緊張状態にして，Tinel 様徴候を観察する必要がある．手根管症候群では手関節を背屈，足根管症候群では足関節を背屈外反位，肘部管症候群では肘関節を屈曲した状態で，障害部位を打腱器や指尖部で叩打する．

1. 上肢

a. 手根管症候群 図22

　手根管部✖を叩打すると，正中神経領域（第1〜3指，4指橈側）にしびれ，痛みが走る✎.

◇参考資料
　1）井須豊彦，金景成，編著．超入門．手術で治すしびれと痛み．絞扼性末梢神経障害の診断・手術．大阪: メディカ出版; 2016.
　2）井須豊彦，金景成．編著．触れてわかる腰痛診療―画像でわからない痛みをみつけて治療する―．東京: 中外医学社; 2015.

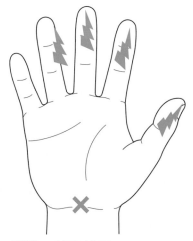

図22 手根管症候群

b. 上腕部での絞扼性正中神経障害 図23

　上腕尺側部✖を叩打すると，母指球を含む正中神経領域にしびれ，痛みが誘発される．

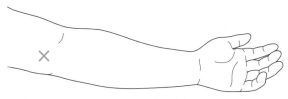

図23 上腕部での絞扼性正中神経障害

c. 肘部尺骨神経障害（肘部管症候群）図24

　肘の内側✖を叩打すると尺骨神経領域（第4指尺側，第5指）にしびれ，痛みがみられる✎．

d. 手首尺骨神経障害（ギオン管症候群）図25

　ギオン管部✖を叩打すると手掌側の第4指尺側，第5指にしびれ，痛みがみられるが，指背側にはみられない✎．

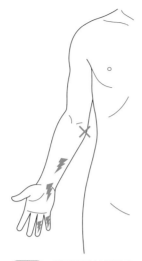

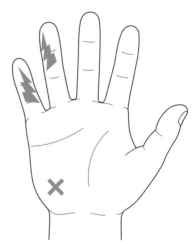

図24 肘部尺骨神経障害
（肘部管症候群）

図25 手首尺骨神経障害（ギオン管症候群）

a. 殿皮神経障害

　殿部に著明な圧痛がみられ，殿部から足先に放散痛が認められることがある.

a1. 上殿皮神経障害…腸骨稜上の正中から 7〜8cm（中間枝）✖ と 3〜4cm（内側

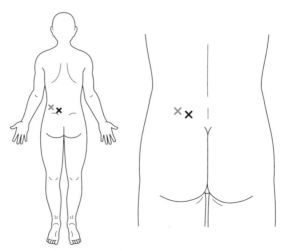

図26 上殿皮神経障害

枝）✕に圧痛がみられる 図26 .

a2. **中殿皮神経障害**…後上腸骨棘より 35mm 程下でやや外側の後上腸骨棘と後下腸骨棘との間✕に圧痛がみられる 図27 .

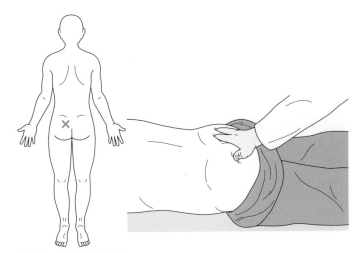

図27 中殿皮神経障害

b. その他の疾患 図28

　仙腸関節障害例は後上腸骨棘▲に，中殿筋障害例では殿部外側●に，梨状筋症候群例では後上腸骨棘と同側の大転子を結ぶ線の外側3分の1付近の梨状筋部★に圧痛がみられる.

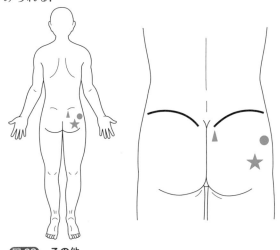

図28 その他

JCOPY 498-22801

a. 外側大腿皮神経障害 図29

　鼠径部✖（上前腸骨棘から 2cm 以内）を押すと，外側大腿皮神経領域（大腿前外側）にしびれ，痛みが走る⚡.

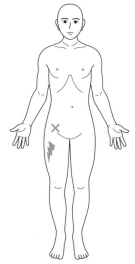

図29　外側大腿皮神経障害

b. 伏在神経障害 図30

　大腿内側✖に圧痛がみられ，伏在神経領域（膝内側から下腿内側）にかけてしびれ，痛みが走る⚡.

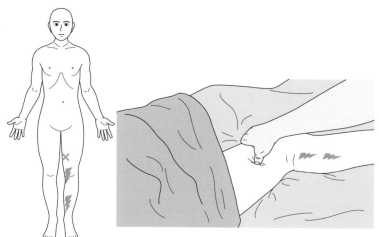

図30　伏在神経障害

JCOPY 498-22801

c. 絞扼性総腓骨神経障害 図31

腓骨骨頭下✖に圧痛がみられ，総腓骨神経領域（下腿近位部を除く，下腿外側から足背側）〰にしびれ，痛みが走る．

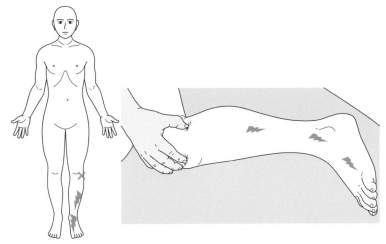

図31　絞扼性総腓骨神経障害

d. 浅腓骨神経障害 図32

下腿外側に圧痛点（数個所）✖がみられ，浅腓骨神経領域（下腿遠位部から足背側）〰にしびれ，痛みが放散する．

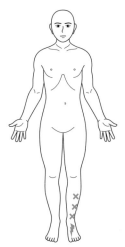

図32　浅腓骨神経障害

e. 足根管症候群（後脛骨神経障害）図 33

　内果の下の足根管部（矢印）に圧痛がみられ，足底前方にしびれ，痛みが走ることがある（Tinel 様徴候）.

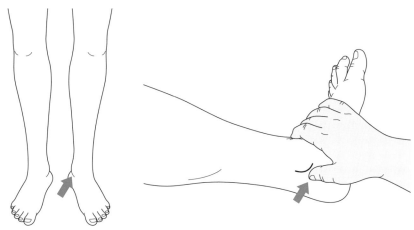

図 33　足根管症候群

JCOPY 498-22801

症例 12

左側下腿外側—足背のしびれ，痛みを呈した絞扼性総腓骨神経障害例，50 歳代女性

　2 年前から左側下腿から足背にかけてしびれ，痛みが出現し，50m 歩行で痛みが悪化する間欠性跛行を呈した．他院で L4/5 レベルの脊柱管狭窄症による左 L5 神経根障害と診断され，手術を勧められた．左側腓骨骨頭部付近でTinel 様徴候が認められ，足関節の連続底屈運動負荷試験[3] が陽性であったため，腰椎疾患による左 L5 神経根障害ではなく，左総腓骨神経障害による症状と診断した．局所麻酔下で総腓骨神経剝離術を施行したところ，下腿のしびれ，痛みは著明に改善し，間欠性跛行は消失した．

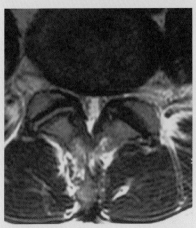

図34　**腰椎 MRI**
L4/5 レベルで脊柱管の狭窄がみられた

　絞扼性総腓骨神経障害にみられる間欠性跛行の原因としては，歩行に伴う足首の底屈運動により腓骨骨頭近傍のヒラメ筋や長腓骨筋による動的絞扼が関係している可能性がある．

◇文献
3) Iwamoto N, Kim K, Isu T, et al. Repetitive plantar flexion test as an adjunct tool for the diagnosis of common peroneal nerve entrapment neuropathy. World Neurosurg. 2016; 86: 484-9.

左側膝の人工関節置換術後も左側大腿内側から膝内側の痛みが残存していた 左側伏在神経障害，60 歳代男性

　5 年前に左側膝人工関節置換術を施行．術後，膝前方の痛みは改善したが，大腿内側から膝内側の痛みは残存し，歩行，階段の上り下りで痛みは悪化した．膝の術後経過は順調と言われたため，腰椎疾患を疑い，当科を受診した．症状を説明し得る腰椎病変は認められなかった．左側大腿内側に著明な圧痛がみられ **図 35**，伏在神経障害を疑い，伏在神経ブロックを施行したところ，痛みは著明に改善した（3 回施行）．ブロック効果は一時的（1 週間ぐらい）であったため，伏在神経剥離術を施行した．術後，歩行や階段昇降時の痛みは消失した．

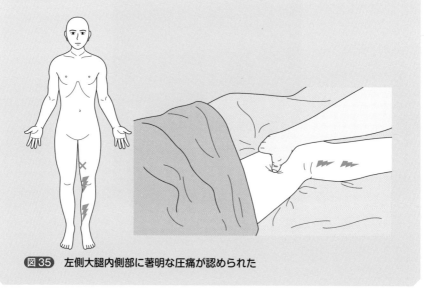

図 35　左側大腿内側部に著明な圧痛が認められた

　症例 12 は，他院で腰椎疾患による L5 神経根障害と診断され，間違って手術をされそうになった症例である．しびれ，痛みが下腿外側から足背にみられた時には，総腓骨神経障害による症状の可能性を念頭におかなければならない．腓骨骨頭部付近での Tinel 様徴候や足関節の連続底屈運動負荷試験は総腓骨神経障害の診断には非常に有用である．私は，最近，症例 13 のような症例をしばしば，経験している．膝の治療後も，膝内側の痛みが残存する場合には，伏在神経障害による痛みの可能性があるため，大腿内側から膝内側の圧痛を確認したほうが良い．もし，

JCOPY 498-22801

著明な圧痛や Tinel 様徴候がみられれば，伏在神経ブロック治療の適応となる．

豆知識 2

糖尿病と足根管症候群

　下肢末梢の感覚障害は糖尿病性神経障害に特徴的だが，糖尿病では絞扼性末梢神経障害が起りやすいことも知られており，糖尿病性神経障害様の症状の中に絞扼性神経障害が含まれていることが少なくない．

　糖尿病性多発神経障害の簡易診断基準[4] をみると **表1**，糖尿病があり，かつ他の末梢神経障害を否定する必要があり，糖尿病性多発神経障害の診断には足根管症候群を含めた他の末梢神経障害を否定する必要がある．ここで条件項目をみると，アキレス腱反射や振動覚低下は基準が明確なため悩むことは少ないだろうが，"糖尿病性神経障害にもとづくと思われる自覚症状" には「両側性の足趾，足底のしびれ，疼痛，異常感覚」と記されており，両側性のこともある足根管症候群の症状と極めて似ていることがわかる．つまり，糖尿病性多発神経障害と思わしき中に，足根管症候群が含まれてしまうことが容易に想像される[5]．

　そのため，足趾や足底がしびれる患者に出会った時は，安易に糖尿病性多発神

表1　糖尿病性多発神経障害の簡易診断基準

必須条件：以下の2項目を満たす． 　　　　　　1. 糖尿病が存在する 　　　　　　2. 糖尿病性多発神経障害以外の末梢神経障害を否定しうる
条件項目：以下の3項目のうち2項目以上を満たす場合を "神経障害あり" とする． 　　　　　　1. 糖尿病性神経障害に基づくと思われる自覚症状* 　　　　　　2. 両側アキレス腱反射の低下あるいは消失 　　　　　　3. 両側内果の振動覚低下（C128 音叉にて 10 秒以下）
注意事項 糖尿病性神経障害に基づくと思われる自覚症状とは (1) 両側性 (2) 足趾先および足底の『しびれ』『疼痛』『異常感覚』 (3) 上肢のみの神経症状は取らない
参考項目（以下のいずれかを満たす場合は条件項目を満たさなくても神経障害ありとする） 1. 神経伝導検査で2つ以上の神経でそれぞれ1項目以上の検査項目（伝導速度，振幅，潜時）の異常を認める 2. 臨床的に明らかな糖尿病性自律神経障害がある（自律神経機能検査で異常を確認することが望ましい）

（日本糖尿病学会，編・著. 糖尿病診療ガイドライン 2019. 東京: 南江堂; 2019. p.170[4]）

経障害と診断する前に，患者の神経症状と部位の詳細を是非，確認していただきたい．なぜなら，足根管症候群に特有の足底のしびれや異物付着感などは，"踵に症状がない"ことが特徴であり，このことは患者自身が自発的に表出しにくいためである．また，糖尿病性多発神経障害に足根管症候群が併発することも少なくないことを認識し，踵のみ症状が軽いと訴えることもあるため注意が必要である．

　根本的治療が可能な足根管症候群を拾い上げることで，患者 QOL へ大きく貢献できることがある．ちょっとした外来診療での問診に気をつけてみてはいかがだろうか．

◇文献
　4) 日本糖尿病学会，編・著. 糖尿病診療ガイドライン 2019. 東京: 南江堂; 2019. p.170.
　5) 金 景成，井須豊彦，ほか. 糖尿病患者にみられたしびれの原因に関する前向き検討. No Shinkei Geka. 2016; 44: 297-303.

豆知識 3

ハンター管症候群 (伏在神経障害)

　伏在神経は大腿神経の終枝で純粋な感覚神経である．大腿神経から分岐した伏在神経は，大腿内側で筋肉に囲まれたハンター管（内転筋管）を大腿動静脈と一緒に通るが，ハンター管の遠位部周辺で膝関節の前内側を支配する膝蓋下枝を分枝する．その後，下腿内側を通り，足首の内果周辺に至る（P26，図 17 参照）．伏在神経は，繰り返し運動による筋収縮や変形性膝関節症に関連したもの，外的圧迫や外傷，医原性などが原因となって，ハンター管遠位周辺で絞扼され得る（ハンター管症候群）．症状は，支配領域の灼熱感や鈍くうずくような痛みを訴え，階段昇降や長時間の歩行，ランニングなどで悪化しやすい[6-10]（P.26，図 17 参照）．

　伏在神経本幹の障害では，症状は膝前内側から下腿，足首の内側周囲へ広がり，時に間欠性跛行を呈するため，腰椎疾患に伴う L4 症状と類似し，鑑別が大切である．一方，絞扼部位によっては膝蓋下枝領域である膝の前内側に症状が限局することもあり，この場合，膝内側の痛みが階段昇降や歩行，座り込みなどで

JCOPY 498-22801

も悪化しやすく，立ち上がる時や膝を伸ばすときにぴりっと痛みが走ることもあるため，膝関節症によるものと紛らわしい[6-10]．そのため，MRIやX線写真による膝関節の変性所見のみに痛みの原因を求めてしまわないよう注意が必要である[6]．

　このように，症状が膝関節障害と似ていること，認知度が低いこと，診断基準がはっきりしないことなどから，診断はなかなか難しく[7-9]，絞扼部のTinel様徴候や著明な圧痛と，同部へのブロックによる症状改善で行われる[6-9]．この際，膝蓋下枝の走行が膝関節の動きによって移動することに注意が必要である[7]．症状が強い場合は，投薬や理学療法，伏在神経ブロックなどで対応するが，改善しない場合には神経切除や神経剥離を考慮する[6-10]．

◇文献
6) Hosahalli G, Adam Sierakowski A, Hari Venkatramani H, et al. Entrapment Neuropathy of the Infrapatellar Branch of the Saphenous Nerve: Treated by Partial Division of Sartorius. Indian J Orthop. 2017; 51: 474-6.
7) Trescot AM, Brown MN, Karl HW. Infrapatellar saphenous neuralgia - diagnosis and treatment. Pain Physician. 2013; 16: E315-324.
8) Herman DC, Vincent KR. Saphenous Neuropathy-A Masquerading Cause of Anteromedial Knee Pain. Curr Sports Med Rep. 2018; 17: 177.
9) Porr J, Chrobak K, Muir B. Entrapment of the saphenous nerve at the adductor canal affecting the infrapatellar branch - a report on two cases. J Can Chiropr Assoc. 2013; 57: 341-9.
10) Settergren R. Conservative management of a saphenous nerve entrapment in a female ultra-marathon runner. J Bodyw Mov Ther. 2013; 17: 297-301.

豆知識 4

胸郭出口症候群

　腕神経叢や鎖骨下動静脈が斜角筋三角部，肋鎖間隙，小胸筋腱部で圧迫・牽引され，さまざまな症状を呈する症候群である 図36 ．症状は頸部から上肢のしびれや痛み，だるさ，時に脱力などを呈するが，C8・T1神経症状が前景にたちやすく，頸椎疾患や尺骨神経障害との鑑別を要する．胸郭形態異常（頸肋，第1-2肋骨癒合など），解剖学的異常（異常線維束，最小斜角筋など），なで肩や姿勢不良，外傷（鎖骨骨折，むちうち損傷），overuse（オーバーヘッドスポーツ，上肢のウェイトトレーニング，肉体労働など）などが誘因となり得る．診断に電

気生理検査や血管造影，腕神経叢造影やブロックなどが用いられるが，臨床症状と誘発テストを参考に診断されることが多い．さまざまな誘発テストが報告されているが，我々は Morley's test と Roos test をよく用いている [11]．安静や症状を悪化させる活動の回避，理学療法，薬物療法などで80%以上の症状は軽減するが，無効な場合は手術が考慮される [12]．

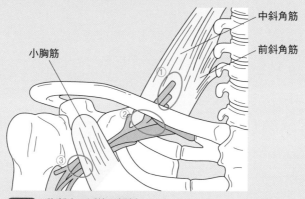

中斜角筋

前斜角筋

小胸筋

図36　胸郭出口近傍の解剖
C5 から T1 神経根に由来する腕神経叢は①斜角筋三角部（前斜角筋と中斜角筋の間隙），②肋鎖間隙（鎖骨と第一肋骨の間隙），③小胸筋腱部の3つの狭い部分を通る．

◇文献
11) 金景成，井須豊彦．第15章末梢神経疾患，1．胸郭出口症候群．脳神経外科改訂13版．京都；金方堂；2021．
12) 齋藤貴徳，谷口慎一郎，石原昌幸，他．胸郭出口症候群の手術療法．関節外科．2019；38：76-86．

3　どのようなことをすると症状が悪化するか，軽減するか

　脊椎変性疾患では，特有な姿勢や動作にて，症状が悪化したり，軽減したりする傾向にある．そのため，どのようなことをすると症状が悪化するか，軽減するかを聞くことが大切である．具体的に聞かなければ，患者本人から情報を得ることは難しく再確認が必要である．腰部脊柱管狭窄症例であれば，歩行にて腰痛，下肢のしびれ，痛みが悪化するかどうか（間欠性跛行の有無），腰を曲げて休んだり，座ると症状が軽減するかを聞く．できれば，歩行可能な距離や時間も確認する．似たような症状を呈する病気に下肢の慢性閉塞性動脈硬化症がある．自転車に乗っても，

痛みが誘発されれば，下肢の慢性動脈閉
塞症を疑うべきである．鑑別には，上腕
と足首との血圧比によって算出される
ABI（ankle brachial index：足関節/
上腕血圧比）が有効である．0.9 以下で
あれば下肢の慢性動脈閉塞症を疑って精
査すべきである．近年，症例 12 で示し
た総腓骨神経障害や殿皮神経障害（上殿
皮神経障害 [13]，中殿皮神経障害），外側
大腿皮神経障害，足根管症候群でも，間
欠性跛行がみられることが報告されてい

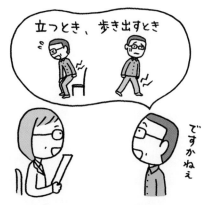

どのようなことをすると症状が悪化するか，
軽減するかを聞くことが大切である

る．腰椎疾患と鑑別が難しい身体に触れ
てわかる疾患（殿皮神経障害，中殿筋障害，梨状筋症候群，仙腸関節障害）を疑っ
たときには，坐位，起立時や寝返り等体位変換時に痛みが増強するかどうかを聞く
必要がある．

　頸椎変性疾患，特に頸椎症性神経根症例では，頸部を後屈すると，上肢のしびれ
や痛みが悪化するかどうかを確認する．

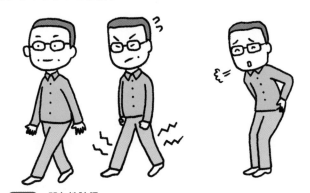

図37　間欠性跛行
歩きだすと脚のしびれ，痛みが増強，腰を前かがみにして休むと
軽減.

◇文献
13) Chiba Y, Isu T, Kim K, et al. Intermittent low back pain attributable to superior cluneal
nerve entrapment neuropathy. J Neurosurg Spine. 2015; 13: 1-5.

4 症状はいつから出現し，悪化しているのか，軽減しているのか

　症状の経過は非常に重要である．症状が徐々に悪くなっているのか，軽減しているのかを聞く．また，一度改善した症状が，再び悪化しているかも知りたいところである．腰部脊柱管狭窄症では，5年間の保存療法で改善35%，不変22%，悪化43%と報告されている[14]．症状の発現時期に関しては，「最近」，「昔から」，「若い頃から」ではなく，具体的に何年前か，数カ月前かを確認する．頸椎変性疾患では，追突事故や転倒等の軽微な怪我を契機に症状が悪化することもあるため，外傷の有無も確認しなければいけない．

5 患者の訴える症状のみで診断が疑われる病気

1. 足裏前方がジンジン，物がついた感じ，氷の上を歩いているように冷たい，ほてり，夜，眠れない—足根管症候群— 図38

　このような症状が足底前方部にみられれば足根管症候群が疑われる．内くるぶし（内果）の下にある足根管というトンネルの中を通っている後脛骨神経（足の裏に行く神経）が圧迫されて生じる病気である 図39 ．踵（かかと）に症状がみられることは稀である．糖尿病性神経障害と診断されているものの中に，足根管症候群の症例が含まれている可能性があり，注意が必要である．

◇文献
14) Miyamoto H, Sumi M, Uno K, et al. Clinical outcome of nonoperative treatment for lumbar spinal stenosis and predictive factors relating to prognosis. J Spinal Disord Tech. 2008; 563-8.

JCOPY 498-22801

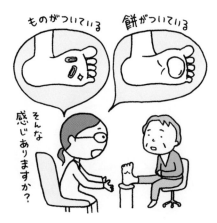

図38　足裏にもの，餅がついた感じ

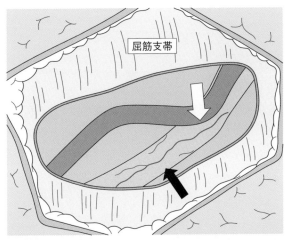

屈筋支帯

図39　近年，特発例では足根管内の後脛骨動脈による神経圧迫（白矢印）が，足根管症候群の症状発現に関与している可能性が指摘されている [15]
（灰色は後脛骨動脈，黒矢印は後脛骨神経）

◇文献
15) Fujihara F, Isu T, Kim K, et al. Artery transposition using Indocyanine Green for tarsal tunnel decompression: Technical note. World Neurosurg. 2020; 141: 142-8.

2. 夜間，第1〜3指，4指橈側にしびれ，痛みがみられ，痛くて目を覚ます．手を振ると楽になる．

・手根管症候群

中年の女性の方で，上記症状がみられれば，手根管症候群が疑われる．車の運転や編み物をするとしびれが強くなることもある．手根管部にTinel様徴候がみられることが多い．神経伝導速度検査は非常に有用である．

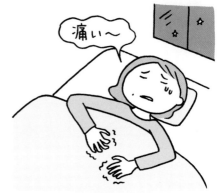

痛い〜

夜間，痛くて目を覚ます

3. 尻もちをついて打撲したのち腰が痛い

・胸腰椎椎体骨折 図40

胸腰椎の椎体骨折（圧迫骨折）が疑われる．骨粗鬆症がみられる高齢の女性の方では腰をひねっただけでも椎体骨折になることがあるので注意が必要である．もろくなった脊椎骨は少しの衝撃や転倒などで容易につぶれることがある．

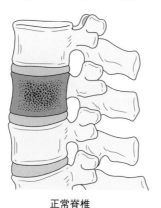

正常脊椎

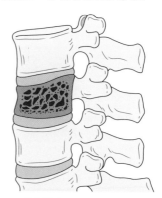

骨粗鬆症による椎体骨折

図40 胸腰椎椎体骨折

JCOPY 498-22801

4. 発熱があり腰が痛い

・化膿性または結核性椎間板炎，脊椎炎 図41

　化膿性椎間板炎，脊椎炎または結核性脊椎炎が疑われる．発熱は微熱（37度位）であることもあり，採血にて炎症反応の有無を調べる．また，感染が発症してからX線写真やCTで所見が認められるまでには1〜3カ月を要することもあるため，感染が疑われた場合には，MRIを積極的に行うべきである．

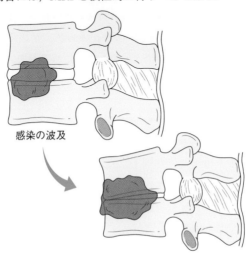

感染の波及

図41　化膿性脊椎炎

症例14

頸椎症と診断された手根管症候群例，50歳代女性

　右手指のしびれがあり，他院で頸椎症と診断され手術を勧められため，手術を希望して，当科を受診した．話をよく聞いてみると，しびれの範囲は右正中神経領域（第1〜3指，4指親指側）であり，夜，右手指のしびれで目を覚まし，手を振るとしびれは軽減するとのこと．MRIでは確かに頸椎C5/6レベルに病変はあるが，頸椎病変が原因とは考えられなかった．上肢の神経伝導検査で，右正中神経の潜時延長が認められ，典型的な手根管症候群（原因は屈筋支帯による正中神経の圧迫）と考えられた．手術を行ったところ症状はすべて消失した．

両側足底前方部のしびれ，餅がついた感じ，冷感を呈した足根管症候群例，60 歳代女性

　３年前より，上記症状が特に誘因なく両側足底（踵を除いて）に出現．そのため，夜寝られず不眠状態でノイローゼ気味とのこと．腰椎疾患を疑い，脊椎外科を専門とする病院を多数，受診したが原因は不明で，年のせいと言われた．医療講演会で足根管症候群の話を聞き，精査を希望し，当科を受診した．内側足底神経ならびに外側足底神経（後脛骨神経の分枝）の支配領域である足底前方部にしびれ，餅がついた感じ，冷感がみられ，足根管部に Tinel 様徴候が認められたため，足根管症候群と診断した．足根管部で後脛骨神経の剥離術を施行したところ，症状は著明に改善した．

　症例 14 はしびれの範囲や症状悪化の要因を詳細に聴取することの大切さを再認識させられた症例です．画像で頸椎病変がみられても安易に手のしびれの原因が頸椎病変と診断してはいけません．症例 15 では足のしびれの原因はすべて，腰椎病変と考えてはいけないことを知らされました．症状の範囲を詳細に聴取すれば足根管症候群の診断は可能です．足根管症候群はあまり知られていない疾患ですが，意外と頻度が高い疾患と思われます．啓蒙活動が必要です．

豆知識 5

触れてわかる腰痛

　MRI や X 線写真などの画像検査がストレスなく行えるようになった今でも，画像で診断できない疾患は依然として少なくない．たとえば，頭痛の多くを占める筋緊張性頭痛は MRI による診断ができず，臨床症状などから診断に至り，片頭痛に関しても然りであろう．腰痛診療においても，MRI や X 線写真から直接診断できるものは骨折や感染，椎間板ヘルニアなどその一部であり，他の多くをしめる原因については臨床症状や診察所見などから診断に至る．

　腰痛は多くの場合，原因の如何を問わず体動によって誘発・悪化しやすいため，一見，同じような腰痛と考えられがちだが，診察してみると，腰痛の部位は

腸骨稜近傍（ズボンのベルトあたり）であったり，より尾側の正中，また外側あたりであったりする[16, 17, 18]．このような情報からさらに原因を絞るには，疾患特有の圧痛部位を確認する，すなわち患者に触れることが診断に至る大きな一歩となるため，我々はこのような疾患をまとめて「触れてわかる腰痛」と読んでいる[16]．これらには，上・中殿皮神経障害（圧痛部は腸骨稜近傍での神経絞扼部）や中殿筋障害（圧痛部は大殿筋との辺縁部中点），梨状筋症候群（圧痛部は後上腸骨棘と大転子部を結んだ線の外側3分の1あたり），仙腸関節障害（仙腸関節スコアが有用）などが含まれる（P.24 図15，P.49 図42 参照）[16, 17, 18]．これらは臨床症状からその可能性を疑い，それぞれの特徴的な圧痛部位を確認し，さらに同部へブロックにより鎮痛効果が得られた場合，診断に至る．大事なことは，これらは画像診断ができないことである．つまり，MRIやX線写真などで変性変化などがあったとしても，「触れてわかる腰痛」が併発していることがあり，こちらが痛みの原因であることもある[17, 18]．そのため，画像診断で明らかな病変がある場合であっても，これら疾患の可能性を常に考慮する必要がある．

　「触れてわかる腰痛」は，思いのほか簡単な方法で診断できるため，是非日常臨床にとりいれたいものである．

◇文献
16）井須豊彦，金景成，編著．触れてわかる腰痛診療―画像でわからない痛みをみつけて治療する―．東京：中外医学社；2015．
17）Isu T, Kim K, Morimoto D, et al. Superior and Middle Cluneal Nerve Entrapment as a Cause of Low Back Pain. Neurospine. 2018; 15: 25-32.
18）Isu T, Kim K. edit. Entrapment Neuropathy of the Lumbar Spine and Lower Limbs. Springer, 2021.

豆知識 6

脊椎転移と Tokuhashi スコア

　転移性脊椎腫瘍の治療の主体は対症療法であり，限られた条件のもとに除痛，麻痺の改善，ADL 向上を目指す治療を選択する．そのため治療前の予後予測は重要で，原発巣担当科医と相談すべきであるが，予後予測としての Tokuhashi スコアが参考となる 表2 ．

表2　脊椎転移の予後予測に関する Tokuhashi スコア

生命予後の見込みは，総合点数が 0～8 点は 6 カ月以下，9～11 点は 6 カ月以上，12～15 点は 1 年以上．

全身状態（Performance Status）	不良（3，4）	0
	中等度（2）	1
	良好（0，1）	2
脊椎以外の骨転移数	3≧	0
	1～2	1
	0	2
脊椎転移数	3≧	0
	1～2	1
	0	2
原発巣	肺，食道，胃，膀胱，膵，骨肉腫	0
	肝，胆，不明	1
	その他	2
	腎，子宮	3
	直腸	4
	乳，前立腺，甲状腺	5
主要臓器転移有無	切除不能	0
	切除可能	1
	転移なし	2
麻痺（Frankel）	A, B	0
	C, D	1
	E	2

(Tokuhashi Y, et al. Spine (Phila Pa 1976). 2005; 30: 2186-91[19])

◇文献

19) Tokuhashi Y, Matsuzaki H, Oda H, et al. A revised scoring system for preoperative evaluation of metastatic spine tumor prognosis. Spine (Phila Pa 1976). 2005; 30: 2186-91.

JCOPY 498-22801

豆知識 7

仙腸関節スコア

　仙腸関節は，骨盤を構成する仙骨と腸骨の間にある関節で，いくつもの靭帯により強固に固定されている．日常生活でこの関節に不適合が生じ痛みを起こすことがあるが，臨床症状が腰椎疾患や殿皮神経障害などの腰椎周辺疾患と似ているため，それら疾患との鑑別を要する．Kurosawa らは，仙腸関節障害と腰椎疾患とを鑑別するための仙腸関節スコアを提唱した **図 42** [20]．これは 6 つの項目で

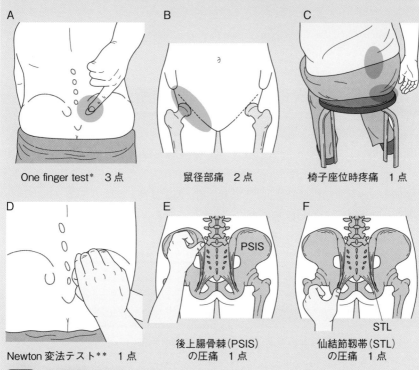

A

One finger test*　3 点

B

鼠径部痛　2 点

C

椅子座位時疼痛　1 点

D

Newton 変法テスト**　1 点

E

PSIS

後上腸骨棘（PSIS）
の圧痛　1 点

F

STL

仙結節靱帯（STL）
の圧痛　1 点

図 42　**仙腸関節スコア**
9 点満点で 4 点以上は仙腸関節由来の痛みを疑う．
（文献 [21] より改変し引用）
*患者に人差し指で痛みが最も強いところを指させた際，後上腸骨棘周辺を指したら陽性
**腹臥位で後上腸骨棘付近に手掌をあて押した時の疼痛誘発テスト

成り立っており，9点満点中4点以上で仙腸関節障害が疑わしいとするものである．一方，中殿皮神経は絞扼部が仙腸関節に近く，症状も似ているため時に鑑別に悩むが，仙腸関節スコアが4点以上であっても中殿皮神経障害である可能性は否定できない点に注意が必要である[22]．

◇文献
20) Kurosawa D, Murakami E, Ozawa H, et al. A Diagnostic Scoring System for Sacroiliac Joint Pain Originating from the Posterior Ligament. Pain Med. 2017; 18: 228-38.
21) 黒澤大輔，村上栄一．豆知識⑧仙骨関節障害．In: 井須豊彦，金景成，編著．「超」入門　手術で治すしびれと痛み．絞扼性末梢神経障害の診断・手術．大阪; メディカ出版; 2016. p.99-102.
22) Matsumoto J, Isu T, Kim K, et al. Middle cluneal nerve entrapment mimics sacroiliac joint pain. Acta Neurochir (Wien). 2019; 161: 657-61.

6 神経学的検査法ならびに理学所見の取り方

　通常の外来診療では，教科書に記載されている如く，詳細に神経学的検査や理学的所見を取ることはできない．私は，問診から病変部位を絞り込み，診察している．当然，精密検査や治療が必要になった場合には入院の上，詳細な診察を行うべきである．神経学的検査では，上下肢腱反射，筋力検査，痙性の有無，病的反射の有無，知覚検査，歩行の状態をチェックする．理学的には，体に触れることにより，Tinel 様徴候の有無や圧痛の有無を検査する．

A 神経学的検査

1. 頸椎疾患

　上肢にしびれ，痛みがみられる場合には頸椎疾患を疑い診察する．診察に際しては，どのレベルの髄節，神経根が障害されているかどうかを診断することが最も重要である．下肢腱反射亢進，病的反射がみられ，痙性歩行が認められた場合は，重篤な脊髄症状が出現していると考えられる．

a. 両手の握力

　握力計を用いて計測する．

b. 両上下肢肢腱反射 図43

c. 病的反射の有無 図44

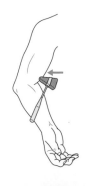
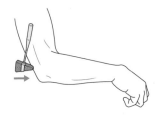
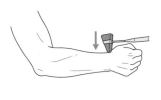

a. 上腕二頭筋反射（C5）　　b. 上腕三頭筋反射（C7）　　　　c. 腕橈骨筋反射（C6）

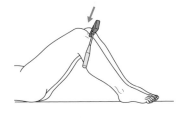

d. 膝蓋腱反射　　　　　　　e. アキレス腱反射

図43　両上下肢肢腱反射

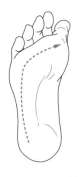

a. Babinski 反射　　　b. Chaddock 反射

図44　病的反射の有無

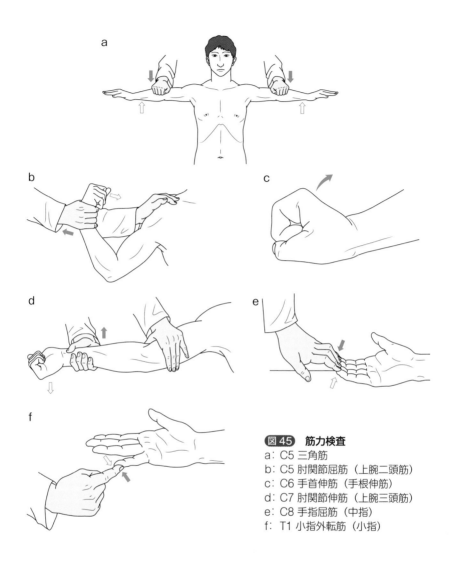

図 45 筋力検査
a: C5 三角筋
b: C5 肘関節屈筋（上腕二頭筋）
c: C6 手首伸筋（手根伸筋）
d: C7 肘関節伸筋（上腕三頭筋）
e: C8 手指屈筋（中指）
f: T1 小指外転筋（小指）

d. 上下肢痙性の有無

e. 筋力検査 図 45

　上肢の筋力を検査して，C5 から T1 までの髄節，神経根障害がみられるかどう
かを診断する．

〔徒手筋力テストの評価〕

　　　5　強い抵抗を与えても，完全に運動ができる

　　　4　若干の抵抗に打ち勝って運動ができる

JCOPY 498-22801

3 重力に抗して完全に運動ができる

2 重力を除外してやれば完全に運動ができる

1 筋のわずかな収縮は起こるが関節は動かない

0 筋の収縮が全くみられない

f. 歩行の状態

一人でスムーズに歩行が可能であるか，支えられて歩行が可能か，全く歩行が不可能かをチェックする．頚椎疾患による脊髄症状が悪化してきた場合には痙性歩行となり，階段を下る際，不自由を感じることが多い．

g. 知覚検査（通常，痛覚検査を行う）図46

通常，感覚低下領域から正常領域へと検査を進め（矢印），感覚鈍麻の領域の境界をみつけることが大切である．

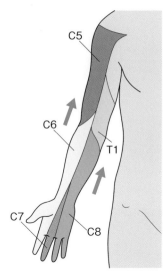

図46 知覚検査

h. 上肢筋萎縮の有無

三角筋，上腕二頭筋，上腕三頭筋等の近位筋や母指球筋，小指球筋，骨間筋等の遠位筋に筋萎縮がないかどうか確認する．

　上肢の症状がみられず，下肢のしびれ，脱力，歩行障害が認められた場合には胸髄病変を疑うべきである．腰椎病変と間違われやすいので注意が必要である．

a. 下肢腱反射亢進の有無 図47 **，病的反射の有無** 図47 **，クローヌスの有無** 図48

b. 下肢筋力検査

　下肢全体の筋力低下がないかどうかチェックし，Beevor 徴候の有無 図49 を検査する．

　臍は T10 レベルの指標となるため，T10〜T12 胸髄レベルに病変がある時には，臍をみるように頭を挙上させると臍が上方に移動する．

c. 歩行の状態

　痙性歩行がみられるかどうか確認する．

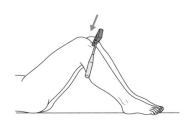

a. 膝蓋腱反射

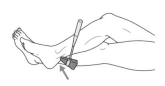

b. アキレス腱反射

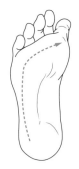

c. Babinski 反射

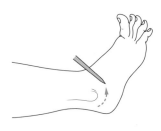

d. Chaddock 反射

図47　下肢腱反射亢進，病的反射の有無

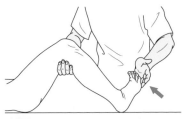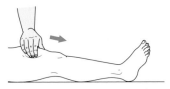

図48 足クローヌス（左）と膝クローヌス（右）

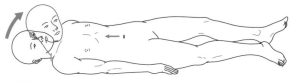

図49 Beevor 徴候
臍は T10 レベルの指標となるため，T10〜T12 胸髄レベルに
病変があるときには，臍をみるように頭を挙上させると臍が
上方に移動する．

d. 知覚検査（通常，痛覚検査を行う）図50

　感覚低下領域から正常領域へと検査を進め（矢印），感覚鈍麻領域の上縁をみつ
けることが大切である．乳首が T4，みぞおちが T7，おへそが T10，鼠径が胸椎
と腰椎との境である．

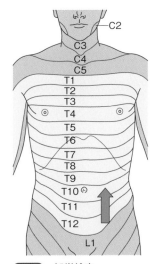

図50 知覚検査

腰痛，下肢のしびれ，痛みがみられる場合には腰椎疾患が疑われる．診察に際しては，どのレベルの腰髄神経根が障害されているかどうかを診断することが大切である．

a. 下肢腱反射 図51

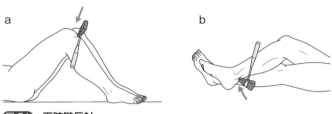

図51 下肢腱反射
a: L4 膝蓋腱反射，b: S1 アキレス腱反射

b. 下肢筋力検査 図52

下肢の筋力を検査して，L2 から S1 までの神経根障害がみられるかどうかを診断する．

c. 知覚検査（通常，痛覚検査を行う）図53

通常，感覚低下領域から正常領域へと検査を進め，感覚鈍麻の領域の境界をみつけることが大切である．

d. 下肢筋萎縮の有無

大腿四頭筋，大腿二頭筋等の近位筋や前脛骨筋，腓腹筋等の遠位筋に筋萎縮がないかどうか確認する．

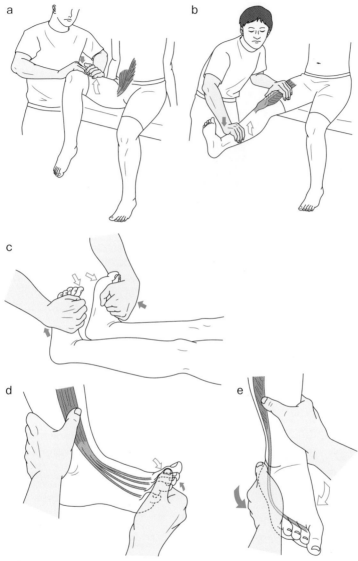

図 52　下肢筋力検査

a：L2 股関節屈筋（腸腰筋），b：L3：膝関節伸筋（大腿四頭筋）
c：L4 足関節背屈筋（前脛骨筋），d：L5：長趾伸筋
e：S1 足関節足底筋（腓腹筋）

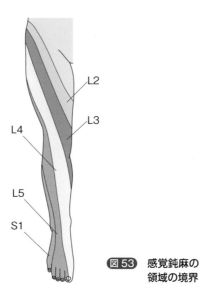

図53 感覚鈍麻の
領域の境界

L2
L3
L4
L5
S1

B 理学的所見の取り方

1. 負荷試験

a. 頸椎疾患

　頸椎疾患では，頸椎の後屈や後側屈にて脊髄症状や神経根症状が悪化する可能性
がある．負荷試験にて上肢の痛みが誘発，増悪された場合には頸椎症性神経根痛を
疑う 図54 ．誘発，増強された痛みの部位より，罹患神経根が推測される．

b. 腰椎疾患

　体を後屈させ，患側に側屈させると，罹患神経根領域に疼痛が誘発，増強される
場合がある．

　Kemp 徴候 図55 が陽性であれば腰椎椎間孔狭窄症が疑われる．誘発，増強さ
れる痛みの部位より，罹患神経根が推測される．

58

JCOPY 498-22801

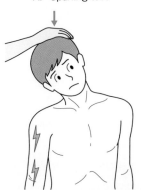
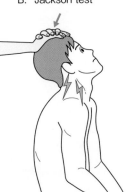

A.　Spurling test

B.　Jackson test

図54　頸椎疾患の負荷試験

A：Spurling test：頸椎をやや後屈させ患側に側屈し下方に圧迫する.

B：Jackson test：頸椎を後屈させ下方に圧迫を加える.

（井須豊彦，編著．しびれ，痛みの外来Q&A．東京：中外医学社；2011．p.10より引用）

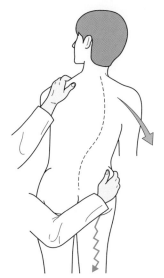

図55　Kemp 徴候

腰椎を後屈させ患側に側屈させる．（井須豊彦，編著．しびれ，痛みの外来Q&A．東京：中外医学社；2011．p.11より引用）.

ものには順序がある

　手足のしびれや痛みは脳疾患でも，脊椎脊髄疾患でも，末梢神経疾患でも起きます．多くの患者は画像診断ですべての病気が診断されると思っています．私は，問診や診察で得た情報に，画像診断でわかった情報を加えて総合的に判断して，診断を行っています．特に，患者に触れることで診断が確定する絞扼性末梢神経障害に注目することが大切です．

　電力は発電所で作られ，送電線を通って，家庭にもたらされます．神経で例えると，発電所は脳に，送電線は脊髄に，家庭は末梢神経に相当するかもしれません．家庭用の電気製品では，不具合を生じたときには手近なところから点検するのが常識です．蛍光灯に問題があれば，蛍光灯を変えればよいのです．しびれ，痛みの診療に際しても，まず，症状がある部位に近いところ（末梢神経）から，原因を探り治療すべきですが，近年，医療業界では，発電所や送電線を最初に調べ，修理（脊椎脊髄を検査，手術）することが常識になりつつあります．基本に帰るべきです．

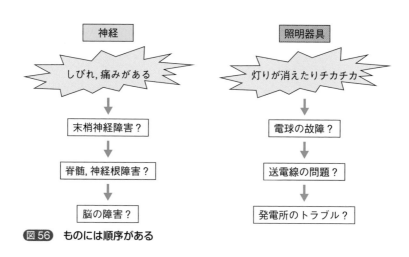

図56 ものには順序がある

JCOPY 498-22801

COFFEE BREAK

《診察時，エチケットは必要～診察中，ガムを噛んでいた腰部脊柱管狭窄症例，50歳代男性》

　他院で腰部脊柱管狭窄症と診断され，手術を勧められたため，腰の手術の相談で妻と一緒に受診した．診察中「手術をして痛みを直ちにとってほしい」とガムをかみながら言うではないか．病気に対する理解力も悪かったため，相談の上，大学病院に紹介状を書いた．

神経外科医のつぶやき

診察室でガムを噛むことはエチケット違反

　私は診察室とは神聖な場所であると思っていたので，診察室でガムを噛んでいる光景をみたときには，驚きでしばし呆然となりました．小学生の頃，大学病院を受診した時のことを思い出しました．幼心にも，診察時緊張し，微動だにできなかったことを覚えています．近年，日常生活の延長線上に病院が存在しているようで，診察室での緊張感が無くなってきたのでしょうか．診察室でガムを噛む行為は法律違反ではありませんが，エチケット違反です．病院ではエチケットを守らなくても良くなったのでしょうか．法律違反でなければ何をしても良い時代になったのでしょうか．油断できない世の中になりました．

7　投薬治療

　薬物治療は，腰痛や頸部痛などの筋骨格系障害に対する薬物治療と，しびれ，痛みなどの神経障害に対する薬物治療に分けられる．筋骨格系障害に対しては，非ステロイド性消炎鎮痛剤，筋弛緩剤を，神経障害に対してはワクシニアウイルス接種家兎炎症皮膚抽出液（ノイロトロピン），プレガバリン製剤（リリカ），ミロガバリン製剤（タリージェ）を用いる．プロスタグランジン製剤（オパルモン）は腰部脊柱管狭窄症による下肢のしびれや痛み，間歇性跛行に有効であり，末梢血管拡張作用により神経根の血流を増加させ症状を改善させる薬剤である．鎮痛効果の目的で，頸部痛や腰痛に対して，湿布を処方することが多い．また，痛みやしびれのた

め，精神的に不安定な状態になっていることが多いため，抗不安薬や抗うつ薬が効果を示すことがある．しびれや痛みで不眠を訴えているときには眠剤を処方する．なお，上記の薬物治療を行っても鎮痛効果が認められないときには麻薬性鎮痛薬の使用を検討する．

私の処方箋

通常，下記の薬を処方している．

1) ミオナール　　　　3T
   ムコスタ　　　　　3T
   　　　　朝，昼，夕食後
2) ノイロトロピン　4T
   タリージェ　　10mg
   　　　　朝，夕食後
3) モーラステープ
4) ロキソニン　　　　1T
   　　　頓服

タリージェは神経障害に由来するしびれ，痛みに対しては非常に有用な薬である．最近，タリージェを積極的に処方するようになってから，ロキソニン等の非ステロイド性消炎鎮痛剤の処方量が減っている．タリージェを処方する際には，副作用に注意しなければならない．高齢者，腎機能が低下している場合にはタリージェ5mg/2×より服用を開始するのが無難であり，体のふらつき，眠気，めまい，体重増加等の副作用が出た場合には，減量するか他の神経障害性疼痛の治療薬であるリリカに変更するようにしている．腰部脊柱管狭窄症例では，上記薬に加えてオパルモン 3T/3×を追加投与する．また，潰瘍の既往のある症例ではタケキャブ10mg またはネキシウム 20mg/1×を処方する．なお，痛み，しびれのために不眠を訴える場合には適宜，眠剤を処方している（リスミー，ルネスタ，デエビコ等）．

JCOPY 498-22801

豆知識 8

神経障害性疼痛に対する治療薬—最新の知見—

　2016 年に改訂された神経障害性疼痛薬物療法ガイドライン第 2 版では，第一選択薬として Ca チャネル α2δ リガンド（プレガバリン），セロトニン・ノルアドレナリン再取り込み阻害薬（デュロキセチン），三環系抗うつ薬をあげている[23]．

　プレガバリンは神経障害性疼痛に対して，末梢性だけではなく中枢性にも適応がある．副作用として眠気やふらつき，めまいが起こりやすく，投与開始時や増量時に注意する．また，腎排泄であるため腎機能低下症例へは，低用量での開始が望ましい．近年，新たな Ca チャネル α2δ リガンドとしてミロガバリン（タリージェ）が本邦で開発された．本薬剤は，α2δ サブユニットに強力かつ選択的な結合親和性があり，中枢神経系に影響する α2δ-2 よりも，鎮痛に関与する α2δ-1 の解離速度が遅いため，めまいやふらつきなどの中枢神経系の副作用が少ない．また，腰椎疾患に関連する腰痛や睡眠障害に対しても改善が期待できる[24]．

　デュロキセチンは，下行疼痛抑制系を賦活させ鎮痛効果を発揮する．三環系抗うつ薬は，抗コリン作用による口渇，便秘，尿閉などの副作用の他，高用量では心毒性による突然死のリスクがあり，特に 65 歳以上での適応判断は慎重に行う[25]．

　第二選択薬は，ワクシニアウイルス接種家兎炎症皮膚抽出液含有製剤（ノイロトロピン）とトラマドール（トラマール）である．前者は，下行疼痛抑制系賦活化して鎮痛効果を発揮し，副作用が少なく腎機能障害による量調整が不要で，高齢者にも使用しやすい．後者は，セロトニン・ノルアドレナリン再取込み阻害作用をもつ弱オピオイド鎮痛薬だが，精神依存性が少ないことが特徴である．開始時は嘔気を伴うことが多く，初期のみ制吐剤を併用するとよいが，内服中は便秘に対する配慮が必要である．

　我々は，まず少量の Ca チャネル α2δ リガンドとワクシニアウイルス接種家兎炎症皮膚抽出液含有製剤を併用し，症状の変動に応じて，増量や他の薬剤の追加を検討している．

◇文献

23) 神経障害性疼痛の薬物治療. 日本ペインクリニック学会 神経障害性疼痛薬物療法ガイドライン作成ワーキンググループ, 編. 神経障害性疼痛薬物療法ガイドライン. 東京: 真興交易医書出版部; 2016. p.1-122.

24) Kim K, Isu T, Kokubo R, et al. Therapeutic effect of Mirogabalin on peripheral neuropathic pain due to lumbar spine disease. Asian Spine J. 2020 [Epub ahead of print]

25) RayWA, Meredith S, Thapa PB, et al. Cyclic antidepressants and the risk of sudden cardiac death. Clin Pharmacol Ther. 2004; 75: 234-41.

JCOPY 498-22801

III 再度の診察 (外来での精査終了後)

1 診察前に，検査所見を確認

　私は診察前に（できれば前日までに），検査所見を確認するようにしている．あらかじめ，検査所見を確認することにより，再診時に患者にどのように対応してよいかがわかり，有益である．また，所見の見落としを防ぐ効果もある（日にちを変えた2重チェック）．

　頸椎では頸椎椎間板ヘルニア，頸椎後縦靱帯骨化症，頸椎症，脊髄腫瘍等による脊髄，神経根の圧迫があるかどうかを確認する．また，腰椎では腰椎椎間板ヘルニアや脊柱管狭窄の有無を診断する．椎体骨折や腰椎分離症の有無の再確認は重要である．また，胸椎レベルでは黄色靱帯骨化症による脊髄圧迫を見落とさないようにする．

症例16

誘因なく，突然，腰痛が出現して他院を受診するも経過観察された腰椎椎体骨折例，80歳代女性 図1 図2

　特に誘因なく，腰に激痛が出現したため，以前，椎体骨折で通院していた病院を受診した．腰椎X線写真にて，L2椎体に陳旧性椎体骨折を認めたが，投薬治療で様子をみるように言われた．痛みが改善しなかったため，当科を受診した．診察では，両側起立筋，腸骨稜上，殿部内側，外側に著明な圧痛がみられ，検査にて，L3新鮮椎体骨折と診断した．コルセット装着，圧痛部位のブロックにて，3週間後には痛みは改善した．

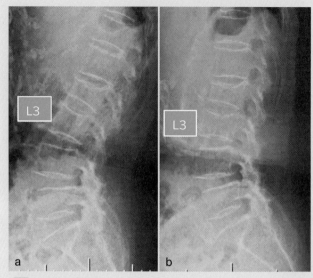

図1 腰椎X線写真
仰臥位X線写真（1a）では，L2椎体骨折がみられたが，L3椎体
骨折は明らかではなかった．坐位X線写真（1b）ではL3椎体上
端はつぶれ，L3椎体骨折が疑われた．

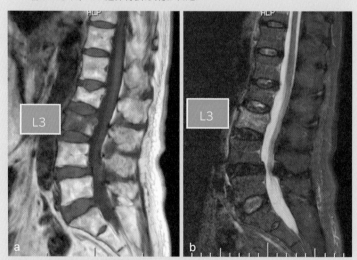

図2 腰椎MRI（矢状断）
T1強調像（2a）ではL3椎体はlow，T2協調脂肪抑制像（2b）ではhigh
であり，L3新鮮椎体骨折と診断した．

JCOPY 498-22801

神経外科医のつぶやき

見落としてはいけない胸腰椎椎体骨折

　高齢者特に高齢の女性では，尻もちをつくなどの外傷が明らかでなくても，胸腰椎の椎体骨折が発生します．そのため，外来診療では見落としてはいけない疾患の一つです．特に，提示した症例の如く，突然，強い腰痛を訴え受診してきた場合には，精査が必要です．胸腰椎 X 線写真で椎体骨折が明らかである場合には診断は容易ですが，程度が軽かったりすると診断に苦慮することもあります．発症当初，臥位 X 線写真では異常がみられなくても立位 X 線写真で椎体骨折が明らかになることがあるため，動態撮影は有用です．また，MRI 特に T2 強調脂肪抑制矢状断像は非常に有用であるため，椎体骨折を疑った時には，早急に MRI を施行すべきです．腰背部痛の程度が軽度である場合には多少，診断時期が遅くなっても問題はないですが，患者によっては回復が遅れたのは誤診が原因であると（他院で確定診断がついた時は特に）怒り出すことがあります．疑うことが重要です．

 豆知識 9

骨粗鬆症の検査と治療

　骨粗鬆症の診断は主に骨密度検査で行う．原則，腰椎または大腿骨近位部をDEXA 法で測定し低い値を採用するが，YAM 値（若年成人平均値）70％又は−2.5SD 以下を骨粗鬆症と判定する．YAM 値 70〜80％であっても，上腕骨や橈骨，下腿骨，肋骨，骨盤に脆弱性骨折があれば骨粗鬆症と診断する．また，YAM 値に関わらず，脊椎か大腿骨に脆弱性骨折があれば，その時点で骨粗鬆症と診断できるため，骨密度検査に加え脊椎 X 線写真は必要である[1]．尚，腰椎は石灰化や圧迫骨折の影響で，骨密度が高くなることがあり注意する．骨代謝マーカーは，骨粗鬆症の病態を考える上で大切である[2]．我々は腎機能へ影響が少ないことを加味し，骨形成マーカーは total PINP，骨吸収マーカーは TRACP-5bを測定し，後者が高値の際は骨吸収抑制効果をもつ薬剤の導入を検討している．

　骨粗鬆症の治療は，上記により骨粗鬆症と診断した例，骨密度が 70〜80％で大腿骨近位部骨折の家族歴がある例，FRAX（75 歳未満が適応の骨折リスク評価ツール）[3] による 10 年間の骨折確率が 15％以上の例が対象となる[1,4]．ビスホス

ホネート製剤（BP製剤）は骨吸収を抑制し，骨密度改善や骨折予防効果がある．経口BP製剤は吸収時に食事の影響を受け，食道炎や食道潰瘍のリスクがあるため，起床空腹時に十分な水で服用し，服用後の臥位を避けるよう指導する．抗RANKL抗体のデノスマブは，破骨細胞の分化を抑制して骨吸収を抑制する．6カ月に1回皮下注射し，低Ca予防目的にCaの補充が必要である．BP剤やデノスマブは，頻度は低いが顎骨壊死を発症することがあり，口腔内衛生状態を良好に保つことが大切である [5]．我々は通常，BP製剤の内服か，デノスマブで治療開始することが多く，必要に応じ活性型ビタミンDであるエルデカルシトールを併用する．骨折リスクが高い重症骨粗鬆症や椎体骨折を繰り返す例には，骨形成促進作用がある薬剤（テリボン 週2回自己注射等）を検討する．

◇文献
1) 骨粗鬆症の予防と治療ガイドライン作成委員会，日本骨粗鬆症学会，日本骨代謝学会，骨粗鬆財団，編．骨粗鬆症の予防と治療ガイドライン2015年版．東京：ライフサイエンス出版；2015. p.1-207.
2) 三浦雅一，佐藤友紀．骨粗鬆症の検査・診断・評価法 骨代謝マーカーの現状と今後の展望．日本臨牀．2020；78：2022-8.
3) WHO. WHO scientific group on the assessment of osteoporosis at primary health care level. Summary Meeting Report Brussels, Belgium. 2004.
4) Soen S, Fukunaga M, Sugimoto T, et al. Daignostic criteria for primary osteoporosis: year 2012 revision. J Bone Miner Metab. 2013; 31: 247-57.
5) Japanese Allied Committee on Osteoporosis of the Jaw: Yoneda T, et al. Antiresorptive agentrelated osteoporosis of the jaw. J Bone Miner Metab. 2017; 35: 6-19.

豆知識10

見逃してはいけない病気とは

しびれ，痛みを起こす疾患を一度の診療ですべて鑑別することはできない．しかし，診察室に入り，写真を何枚かとれば全てわかるものと考えてしまう患者もいるため，その旨を患者へ伝え共有することはとても大切である．その上で，緊急性を要する疾患を見逃さないくつかのポイントを提案する．

脳卒中による手足のしびれでは，顔面のしびれを伴いやすい．その際は，頭頂葉の一次感覚野と視床の病変とではその機能局在の違いからやや異なる症状の広

JCOPY 498-22801

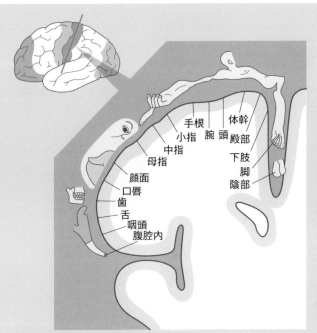

図3内ラベル：
手根　小指　腕　中指　母指　顔面　口唇　歯　舌　咽頭　腹腔内　体幹　頭　殿部　下肢　脚　陰部

図3　大脳一次感覚野の局在 (Penfield W, et al. The cerebral cortex of man: A clinical study of localization of function. 1950[6] を改変)

がりを呈する **図3, 4** ．視床病変では，上肢と口唇周囲が隣接しているため，同部にもしびれを伴うことがあり，外来診療では確認しておきたい．また，足底のしびれは，一見足根管症候群や糖尿病性神経障害様であっても，（稀ではあるが）脊柱管内髄外病変が脊髄を外側から圧迫することで，下肢から上行するしびれの初発症状である可能性も考える．

　腰痛ではレッドフラッグといわれる椎体腫瘍，感染，骨折の鑑別は大切である．MRIを撮ると比較的鑑別しやすいが，日常臨床で全例にMRIを行うのは現実的ではなく，いくつかの点に注意する．痛みは体動に伴い悪化しやすいが，椎体腫瘍や感染では安静時にも伴いやすい．単純X線写真では，腫瘍や感染は初期に異常を感知しづらく，血液検査上感染徴候がそれほど強くない場合もある点に留意する必要があり，必要に応じこのような事実を患者と共有し，悪化時必ず再診するよう指導する．椎体（圧迫）骨折は，安静位のX線写真では異常をみつけ

CHAPTER Ⅲ　再度の診察（外来での精査終了後）

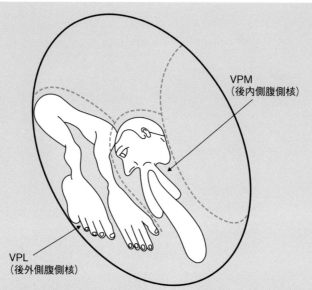

VPM
（後内側腹側核）

VPL
（後外側腹側核）

図4 **視床の局在**（後藤文男, ほか. 臨床のための神経機能解剖学. 東京: 中外医学社; 1992. [7], 河野浩之, 他. 日本神経治療学会, 監. 脳梗塞・脳出血. 標準的神経治療 しびれ感. 東京: 医学書院; 2017, p.31. [8] を改変）

づらかったり, 古い骨折との違いがわかりづらいため, 立位と臥位の側面像を比較すると異常を検出できることがある（P.66, 図 1 参照）. また外傷に伴う頸部痛や腰痛では, 安静位 X 線写真では不安定性が判断できないため, 状況に応じ慎重に動態撮影を追加することで, 外固定の必要性を検討できる. 尚, 腰痛悪化時や, 思いのほか改善が乏しい場合, 急激な激しい痛みで受診した場合などは, 早期の MRI を考慮する.

❖文献

6) Penfield W. et al. The cerebral cortex of man: A clinical study of localization of function. New York. The Macmillan Company. 1950, 248.
7) 後藤文男, ほか. 知覚系顔面知覚路. 臨床のための神経機能解剖学. 東京: 中外医学社; 1992. p.22.
8) 河野浩之, ほか. 日本神経治療学会, 監. 脳梗塞・脳出血. 標準的神経治療 しびれ感. 東京: 医学書院; 2017, p.31.

コラム

一般再診外来でしびれのチェックも重要

　目がかわると色々なことがみえてくることがある．いくら探してもみつからないものが，他のひとが探すとあっさりみつかってしまったりする．実臨床においても，そのようなことを経験するため，「目を変えてみることの大切さ」を注意している医師も少なくないのではなかろうか．

　実際の外来診療の半数以上は，再診患者が占めている．多くは大きな変化がなく，do 処方で帰宅するが，中には「変化がないこと」が「治っていないこと」，もしくは「診断さえついていないこと」を示すことがある．そのため外来診察ではいつものことであっても，「困っていることはないか」，「しびれ，痛みは自制内か」を聞くことが大切である．手当たり次第症状を掘り下げることは時間的制約のため不可能に近く，また自制内のものをむりやり掘り下げても多くは喜ばれない．目的はあくまでも，「相変わらずつらいしびれや痛み」をみつけて掘り下げることであり，一般の再診外来，特に代診などではとても大切な作業であると思っている．

　「後医は名医」とよくいわれるが，より症状が鮮明となった状態，色々な情報がそろった状態から，新たな疾患を診断できることがある．また医師であっても，得手不得手があることを受容し，自分の得意分野だけでも掘り下げてあげることはまさにチームワーク "チーム医療" であろう．一般再診外来の「いつものしびれや痛み」であっても，少し気をつけてあげる余裕がほしいものである．

2 再度，問診し，病気ならびに治療法を説明

1. 受診目的別による対処法

　病気の説明をする前に受診の目的や治療歴を問診票で確認しておく（疑問があれば再確認）．疑われる疾患，今後の検査予定を説明し，つらい症状を訴えている場合には，疾患のパンフレットや参考書を紹介し，次回の診察時には家族同伴を勧める．

a. 症状が辛くて受診

　診察後，検査を予約して，薬を処方する．日常生活や仕事に支障が出ている場合には，早急に対応する（歩行が困難で，痛みが強い場合には，当日，緊急でMRI検査をすることがある）．

b. どこか悪い病気がないか心配して受診

　検査予約をするが，どのような病気を心配しているかを聞き，検査の日程を調整する．

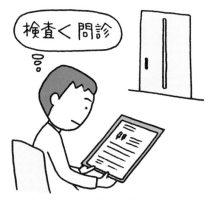

しびれ，痛みの診断には検査所見に加え，問診は非常に大切である

c. 他の病院での説明，治療に不満があり受診

　どのようなことに不満なのかを聞くことが重要．他の病院では種々の保存的治療（薬物治療，神経ブロック等）が行われていたにもかかわらず，何も治療をしてくれなかったと言う患者がいる．また，過度な期待を抱いて受診する患者や他院を誹謗するような患者には注意が必要である．

d. 手術治療を希望して受診

　家族を交えて，ゆっくりお話ができる

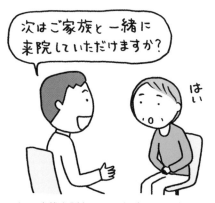

つらい症状を訴えている場合には，次回の診察日に家族の同伴を勧める

JCOPY 498-22801

日程を決めることが重要である．家族が遠方であるとか，仕事が忙しくて来られないと言う患者には積極的に手術治療を勧めない．

e. 誰に紹介されて受診したか

外来患者の多くは，私の治療を受けた患者からの紹介であるため，私の病状説明や検査予約システムを理解している．一方，他院や他科の先生から紹介された場合には，患者が抱いていたイメージと違ったとき，トラブルになることがある．「すぐに診察し検査してくれると思った」，「手術を希望してい

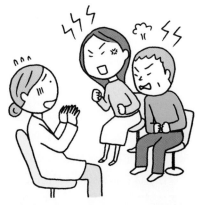

他院や他科の先生から紹介された場合には，患者が抱いていたイメージと違ったとき，トラブルになることがある．

るのに手術を勧めてくれない」と言って不満を漏らした患者（時には家族）に遭遇したことがある．

2. 症状の経過，薬の副作用を確認

薬物治療により，しびれ，痛みが改善したかどうか聞く必要がある．症状に変化がなかったり，悪化している場合には，薬を増量したり，他の薬の追加投与を検討すべきである．薬の副作用も確認する必要がある．発疹の有無，胃の膨満感，むかつき，痛み等の胃腸障害がみられるかどうかを尋ねる．患者の中には，医師が処方した薬は多少，辛い症状が出現しても服用しなければいけないと思っている患者がいるので注意が必要である．非ステロイド性消炎鎮痛剤を処方した場合には，長期間の治療を要する重篤な出血を伴う潰瘍が生じる可能性があり特に注意しなければいけない．近年，神経障害性疼痛の治療薬として使用されているリリカやタリージェでは，めまい，ふらつき，眠気，むくみ，体重増加等の副作用に注目すべきである．

・脊髄造影，CT 脊髄造影の適応

CT，MRI の進歩により脊髄造影，CT 脊髄造影を施行する機会が少なくなっている．MRI のみで診断は可能であると断言している医師もいる．しかしながら，MRI で診断の確証が得られない頚椎症性神経根痛の診断にはいまだ，必要な検査法である．また，脊椎術後，特に金属固定術後の症例で，MRI で明瞭な画像が得

られない症例にも脊髄造影，CT 脊髄造影の適応がある．

3 治療法の選択

1. 頸部カラー，腰部コルセット，骨盤バンド等の外固定装具の装着

　薬物治療で症状が改善しない場合には，動的因子を軽減する目的で，頸椎症性神経根痛例や頸椎症性脊髄症例に頸部カラー装着を勧めている．数カ月間の装着で効果がなければ着脱するほうが良い．夜間のみの装着でも有効なことがある．長期間の装着は頸部の筋萎縮をきたすため，注意が必要である．また，腰痛の急性期で痛みが強い場合には腰部ダーメンコルセットの装着を勧めている．椎体骨折例では，硬性コルセットの装着が必要である．骨盤バンドは仙腸関節障害例には非常に有効である．

　しびれのみを呈する初期の手根管症候群例に対しては，手首を固定して安静に保つ装具療法が有効であることがある．また，軽症例の肘部管症候群例に対する装具療法として，夜間，肘を伸展位に保つ装具が使用されることがある．

2. 牽引療法

　脊椎変性疾患に対する牽引療法は多くの医療施設，特にクリニックで行われているが，しびれ，痛みに対する明らかな治療効果が証明されていないため，私は患者に積極的に勧めていない．

3. 神経ブロック治療の適応

　安静，非ステロイド性消炎鎮痛剤やカルシウムチャネル阻害薬（リリカ，タリージェ）等による薬物治療でしびれ，痛みが改善しない場合に適応となる．腰椎疾患では，痛みの原因が特定できない神経根痛例に対して，診断ならびに治療を兼ねて入院の上，神経根ブロックを行っている．腰椎疾患に対する硬膜外ブロック（腰椎硬膜外ブロック，仙骨硬膜外ブロック）は積極的に行っていないが，腰椎周辺疾患（仙腸関節障害，梨状筋症候群，上殿皮神経障害，中殿皮神経障害，中殿筋障害）ならびに下肢の絞扼性末梢神経疾患（外側大腿皮神経障害，伏在神経障害，浅腓骨神経障害）に対しては，診断ならびに治療を兼ねて神経ブロック療法を積極的に行っている．また，私は頸椎疾患に対するブロック療法は行っていない．

JCOPY 498-22801

しびれ，痛みに対するその他の神経ブロック治療はペインクリニック専門医が積極的に行っている．外科医が対応できない神経ブロック治療に関しては，ペインクリニック専門医との連携が必要である．

コラム

腰痛を呈する腰椎周辺疾患に対するブロック治療

腰椎周辺疾患へブロックを行う理由は大きく2つであり，診断のためと治療のためである．腰椎周辺疾患は画像や電気生理検査で診断することができず，また画像上腰部脊柱管狭窄症や腰椎椎間板ヘルニア，椎体骨折があったとしても腰椎周辺疾患が痛みの原因になっている可能性があるので，強い腰痛がある場合には腰椎周辺疾患に対するブロックを検討する．

腰痛の部位が腸骨稜周辺～殿部の場合，腹臥位として腰椎周辺疾患の圧痛とTinel 様徴候を確認する．仙腸関節障害を疑う際には仙腸関節スコアも確認する（仙腸関節スコアの項目，p.49 を参照）．これらより腰椎周辺疾患を疑い，痛みが強く，局所麻酔薬のアレルギーがなければ，疑い疾患の診断と治療を目的に1%キシロカインを用いてブロックを行う．

殿皮神経ブロックは，23G のカテラン針を用いて神経の絞扼部周辺に行う（上殿皮神経障害は腸骨稜上，中殿皮神経障害は後上腸骨棘から約 3.5cm 尾側の後上腸骨棘と後下腸骨稜の間 図5 ）．圧痛や Tinel 様徴候を認める部位を穿刺し，一度腸骨にあてて，数 mm 引いたところで局所麻酔を 2mL 程注入する．慣れないうちは，透視下で腸骨稜や後上腸骨棘を確認しながら穿刺してもよい．ブロック直後から痛みが改善することもあるが，麻酔薬の浸潤とともに少し時間がたってみられることもあるので，ブロック後 15～30 分程で歩行や体動などの負荷をかけてその効果を確認する．

中殿筋障害では，圧痛点である腸骨稜と大腿骨大転子の中間部の大殿筋辺縁部から 23G カテラン針を垂直に穿刺し中殿筋へ局所麻酔薬を 5mL 程注入しブロックを行う．少し慣れると，針が脂肪層を通過し，硬い殿筋筋膜を穿刺，中殿筋に入ることを指先で確認できる．中殿筋ブロック後，30～60 分ほどで一過性に下肢の脱力が出ることもあるため注意する．

仙腸関節障害に対するブロックは，正中から後上腸骨棘との中間あたりから同

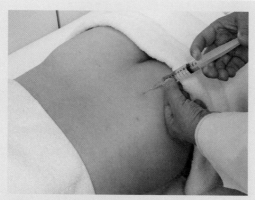

図5 中殿皮神経ブロック

じ器具で同側の仙腸関節に向けて穿刺する．慣れるとベッドサイドでも可能だが，透視下で正確にブロックする方がよい．その際は仙腸関節を頭側から area 0〜3 の 4 つの領域に分け，それぞれに局所麻酔薬を 0.5〜1mL ずつ注入する．仙腸関節障害では後方靱帯へのブロックでも 8 割程に奏功するが，効果が不十分なときは関節腔内ブロックを試みる．

　このようなブロックは，1 回のみで症状が改善することもあるが（上殿皮神経障害の 53%[9]，中殿皮神経障害の 16%[10]），効果があっても短時間で再燃することも少なくない．そのような場合は日を変えて数回ブロックを行い，効果の再現性と累積効果を確認する[9, 10]．複数回のブロックでも鎮痛効果が十分に持続しない場合は各々の手術を検討する．ブロックに際しては，（頻度は稀だが）局所麻酔薬中毒に注意する **表1**．予防のため穿刺後の吸引テストで血管内に局所麻酔薬を投与していないか確認し，少量（3〜5mL）分割投与や投与速度を遅くするなどの工夫がすすめられる．局所麻酔薬中毒を疑ったらバイタルサインのモニタリングを確認し，静脈ラインを確保し慎重に経過を観察する[11]．

表1 局所麻酔薬中毒の症状

中枢神経症状	舌や口唇のしびれ，金属様の味覚，多弁，構音困難，興奮，めまい，視力・聴力障害，ふらつき，痙攣など
心血管系症候	血圧上昇，頻脈，心室性期外収縮，洞性徐脈，伝導障害，低血圧，循環虚脱，心静止など

＊通常，麻酔薬使用後 5 分以内に起こる

JCOPY 498-22801

釧路労災病院脳神経外科で行われた調査では[12]，腰椎周辺疾患105人に対しブロック注射による腰椎周辺疾患への治療を行ったところ，平均NRSスコアは治療前の7.4から2.3まで改善し，105人中89人（84.8％）でNRS 3以上の改善が得られた．中には2つ以上の腰椎周辺疾患が並存し，それらに対する複数のブロックが必要であったものも含まれた．

❖文献
9) Kuniya H, Aota Y, Kawai T, et al. Prospective study of superior cluneal nerve disorder as potential cause of low back pain and leg symptoms. J Orthop Surg Res. 2014; 9: 139.
10) Fujihara F, Isu T, Kim K, et al. Clinical features of middle cluneal nerve entrapment neuropathy. Acta Neurochir (Wien). 2021; 163: 817-22.
11) 日本麻酔科学会．局所麻酔薬中毒への対応プラクティカルガイド．2017.
12) Isu T, Kim K, edit. Entrapment Neuropathy of the Lumbar Spine and Lower Limbs. 2021, Springer.

4. 他科ならびに他院紹介のタイミング

精査の結果，しびれ，痛みの原因を確定できず，症状が辛い場合には，脳神経内科または整形外科を紹介する．納得していただけない時もあるが，診断を確定するためには必要である．最も，悩ましい場合は，脊椎脊髄病変を手術すべきかどうかの判断を求められた時である．症状が軽度で手術をしなくても良いと思っていても本人ならびに家族が手術に積極的な場合，また，症状から手術をした方が良いと考えられても手術治療に対する理解力が悪い場合には，他の医師や病院

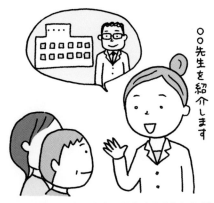

他の医師や病院を適宜，紹介するように心がける

を紹介するように心がけている．紹介するタイミングが遅れると医療トラブルになるため注意が必要である．

投薬治療にて症状が軽減し，症状が安定してきた場合には近くの医院を紹介するようにしている．薬の中には，リリカ，タリージェ，オパルモンのように継続服用

が必要なものと，鎮痛消炎剤などの自己調節が可能なものがあることを説明すべきである．後者の薬物は，症状が気にならなくなったら投薬を中止しても良い．症状悪化時には再度，当科を受診するように説明しておくことが重要である．

豆知識 11

腰椎椎間板ヘルニアの自然経過

腰椎椎間板ヘルニアは自然に吸収され得るが **図6**，吸収されやすい特徴としては，大きいもの，造影 MRI で増強されるもの，脱出型などが知られている．自然消退する割合に関するメタ解析では，研究間で有意な違いがあるものの，65％程で自然退縮がみられ，その時期については，報告によって異なるため言及できないとされている [13, 14]．椎間板ヘルニアの再発への影響を調べたメタ解析では，椎間板の高さ指数，罹患椎間の Modic 様変化，矢状面可動域が有意に関連していた [15]．一方臨床症状は，MRI 変化に先んじて改善しやすいが，必ずしも画像上の改善と関連するとはいえない [16]．

このような背景から，膀胱直腸障害や麻痺，保存療法に反応しない激痛の場合は早期手術の適応となるが，一般的には 2〜3 カ月ほどの保存療法が優先される．

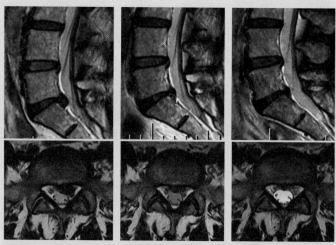

図6　L5/S1 レベルの左側腰椎椎間板ヘルニアの MRI T2 強調画像
ヘルニアは経時的に消退傾向である．（発症時，5 カ月後，10 カ月後）

JCOPY 498-22801

尚，腰椎 MRI では無症候性の椎間板の膨隆やヘルニアがみられることは珍しくなく，臨床症状に基づいた治療方針をたてるべきである．

❖文献
13) Zhong M, Liu JT, Jiang H, et al. Incidence of spontaneous resorption of lumbar disc herniation: a meta-analysis. Pain Physician. 2017; 20: E45-52.
14) Wang Y, Dai G, Jiang L, et al. The incidence of regression after the non-surgical treatment of symptomatic lumbar disc herniation: a systematic review and meta-analysis. BMC Musculoskelet Disord. 2020, 21: 530.
15) Brooks M, Dower A, Abdul Jalil MF, et al. Radiological predictors of recurrent lumbar disc herniation: a systematic review and meta-analysis. J Neurosurg Spine. 2020, 27: 1-11.
16) El Barzouhi A, Vleggeert-Lankamp CLAM, Lycklama À, et al. Magnetic resonance imaging in follow-up assessment of sciatica. N Engl J Med. 2013, 368: 999-1007.

コラム
腰椎周辺疾患による腰痛の頻度

　過去の研究によると腰痛の原因は 15%でしか診断できず[17]，85%の患者ではその原因を診断されていなかった[17]．原因を特定できた 15%の内訳は，腰椎椎間板ヘルニアが 4〜5%，腰部脊柱管狭窄症が 4〜5%，脊椎椎体骨折が 4%であった．「腰痛といえば椎間板ヘルニア」といった印象をもつ方もいるが，腰痛の原因における椎間板ヘルニアの頻度はそれ程高くない．

　山口大学整形外科による 2016 年の調査[18] では，整形外科クリニックを受診した腰痛 320 人中，腰痛の原因は 78%で診断された；椎間関節障害（21.3%；n=68），筋膜性腰痛（17.5%；n=56），椎間板性腰痛（12.5%；n=40），腰部脊柱管狭窄症（10.9%；n=35），腰椎椎間板ヘルニア（6.9%；n=22），仙腸関節障害（5.6%；n=18），腰椎圧迫骨折（3.1%；n=10）．しかしこの調査では，腰痛の原因となる殿皮神経障害や中臀筋障害などの腰椎周辺疾患は調査の対象として含まれていない．

　釧路労災病院脳神経外科による調査[19] では，連続 367 人の腰痛患者の中で 15.5%が腰部脊柱管狭窄症，7.4%が腰椎椎間板ヘルニア，3.3%が腰椎圧迫骨折，0.5%が化膿性脊椎炎であった 表2 ．画像検査で腰痛の原因を特定できず，

腰殿部に圧痛があり内服で腰痛が改善しなかった105人に対して，腰椎周辺疾患に対するブロックによる介入を行ったところ，殿皮神経障害（上殿皮神経障害または中殿皮神経障害）が20.1％と比較的多くを占めた．上殿皮神経障害に関しては，12.3％でその治療が腰痛軽減に貢献したが，興味深いのは，上殿皮神経障害単独例は腰痛の3.8％（14/367人）であり，残りの上殿皮神経障害患者は他の腰椎周辺疾患が併存しており，腰痛治療への包括的な介入の必要性が示唆された 表3 ．同様に，中殿皮神経障害は13.6％（単独例は3.5％），仙腸関節障害は7.4％（単独例は2.5％），中殿筋障害は3.8％（単独例は0.8％）であった．以上の結果は，腰痛の原因に腰椎周辺疾患が少なからず含まれること，また中には併存例が少なくないことを示すものである．

表2 　釧路労災病院　腰椎周辺疾患疫学調査（腰痛患者367人）[19]

腰椎疾患	腰部脊柱管狭窄症	15.5% (n=57)
	腰椎椎間板ヘルニア	7.4% (n=27)
	椎体圧迫骨折	3.3% (n=12)
	化膿性脊椎炎	0.5% (n=2)
腰椎周辺疾患	上殿皮神経障害*	12.3% (n=45)
	中殿皮神経障害*	13.6% (n=50)
	仙腸関節障害	7.4% (n=27)
	中殿筋障害	3.8% (n=14)

*上殿皮神経障害または中殿皮神経障害は20.2%（n=74）

❖文献
17) Deyo RA, Rainville J, Kent DL. What can the history and physical examination tell us about low back pain? JAMA. 1992; 268: 760-5.
18) Suzuki H, Kanchiku T, Imajo Y, et al. Diagnosis and characters of non-specific low back pain in Japan: the Yamaguchi Low Back Pain Study. PLoS One. 2016; 11: e0160454.
19) Isu T, Kim K, editor. Entrapment Neuropathy of the Lumbar Spine and Lower Limbs. 2021, Springer.

JCOPY 498-22801

表3 腰椎周辺疾患における併存疾患

上殿皮神経障害（n=45）	
単独	14人（3.8%：14/367人）
併存疾患あり*	31人；中殿皮神経障害24，中殿筋障害5，仙腸関節障害6

中殿皮神経障害（n=50）	
単独	13人（3.5%：13/367人）
併存疾患あり*	37人；上殿皮神経障害21，仙腸関節障害10，中殿筋障害4

仙腸関節障害（n=27）	
単独	9人（2.5%：9/367人）
併存疾患あり*	18人；中殿皮神経障害12，上殿皮神経障害6，中殿筋障害3

中殿筋障害（n=14）	
単独	3人（0.8%：3/367人）
併存疾患あり*	11人；上殿皮神経障害5，中殿皮神経障害5，仙腸関節障害3

*複数合併例を含む

コラム

絞扼性末梢神経障害に対する手術とは

　絞扼性末梢神経障害の手術は主に神経剥離術が行われる．手術の基本は，さまざまな要因による圧迫から神経を開放し，動的因子も加味して神経の緊張をとることを目的としている．我々はこれら手術を局所麻酔下に低侵襲に行えるよう工夫を重ねてきた[20, 21]．手術に際しては，神経が数mmと細いこともあるため，顕微鏡下にmicrosurgical techniqueを用いるのが必須であると考えている **図7, 8** ．また，四肢の手術であってもタニケットを用いず，術後の安静期間も設けず，殆どの手術は1泊2日程の短期間の入院で可能であり，創を小さくする工夫も重ねている[22, 23] **図9** ．我々の1,000例を越える手術症例の手術合併症に関する検討では，その頻度は3.8%であったが，多くは創部の問題であり，全身合併症や後遺症を残すようなものはみられなかった[24]．

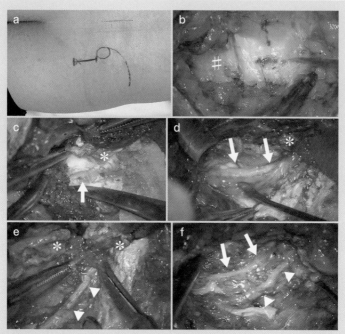

図7　中殿皮神経剝離術

a：皮膚切開

b：大殿筋筋膜を切開しアプローチする.

c, d：2mmほどの中殿皮神経を確認（矢印）. 中枢側で長後仙腸靱帯（＊）を
　　　貫通

e：もう1本の中殿皮神経を確認（矢頭）. 中枢側で長後仙腸靱帯（＊）を貫通

f：2本の中殿皮神経（矢印, 矢頭）を除圧

❖文献

20) Isu T, Kim K edit: Entrapment Neuropathy of the Lumbar Spine and Lower Limbs, Springer, 2021

21) 井須豊彦, 金景成, 編著. 「超」入門　手術で治すしびれと痛み. 絞扼性末梢神経障害の診断・手術. 大阪: メディカ出版; 2016.

22) Fujihara F, Isu T, Kim K, et al. Artery Transposition Using Indocyanine Green for Tarsal Tunnel Decompression. World Neurosurg. 2020; 141: 142-8.

23) Kim K, Isu T, Kokubo R, et al. Less Invasive Combined Micro- and Endoscopic Neurolysis of Superficial Peroneal Nerve Entrapment - Technical note -. Neurol Med Chir. (in press)

24) Kim K, Isu T, Morimoto D, et al. Perioperative complication and adverse events after surgery for peripheral nerve-and pare lumbar spine disease. Neurol Med Chir. (in press.)

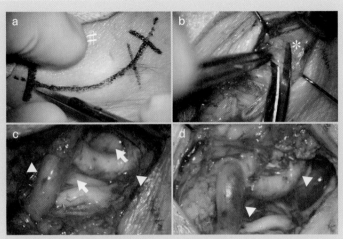

図8　足根管症候群の手術.

a：皮膚切開．内果（♯）を囲むような弧状切開

b：屈筋支帯（＊）を開放し足根管内へ侵入

c：後脛骨神経（矢印）の上に後脛骨動脈（矢頭）が食い込んでおり動脈
　　の拍動が神経へ直接伝わっていた.

d：後脛骨動脈（矢頭）を内果側へ移所して神経の除圧を行った.

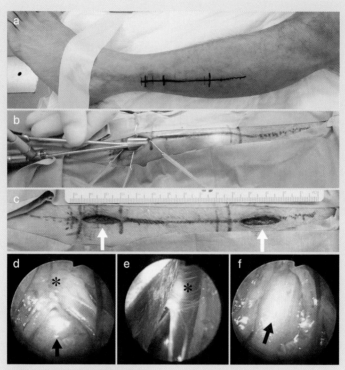

図9 浅腓骨神経障害の手術
（Kim K, et al. Neurol Med Chir (in press)[24] より一部改編）
a: 本来の皮膚切開
b, c: 内視鏡を用いることで数 cm の２つの皮膚切開（矢印）で手術は
　　　可能である
d〜f: 内視鏡の映像．＊; 筋膜，矢印; 浅腓骨神経

4 病気のパンフレット（脊椎変性疾患ならびに末梢神経疾患）

　①腰部脊柱管狭窄症，①頸椎症・ヘルニア，②殿皮神経障害，③仙腸関節障害，
④梨状筋症候群，⑤伏在神経障害，⑥総腓骨神経障害，⑦足根管症候群，⑧手根管
症候群

　＊ホームページを参照．http://t-isu2004.la.coocan.jp/

JCOPY 498-22801

IV 手術治療における外来診療の役割—外来で確認しておかなければいけないこと—

1 手術治療のタイミング

症例 17

安易に頸椎手術治療を受けた症例, 60 歳代男性

　辛そうな顔をして診察室に入って来た．6 カ月前，ある病院で頸椎の手術を受けたが両手足先端のしびれは改善せず，しびれが増強しているとのことである．両手のしびれのみで受診し，4 日後に手術が施行された．外科医の話が上手（安全で簡単な手術なのですぐに手術をした方が良いと言われた）でつい手術をしてしまったと話されていた．X 線写真上は頸椎の前方固定術（金属プレート固定）は問題なく行われていた．その後，精査したが，明らかな病気はみつからなかった．受診後 3 年経過しているが，投薬治療にて，しびれは改善している．

症例 18

急いで腰椎手術を受けた上殿皮神経障害例, 70 歳代男性

　腰痛のため歩行が困難となり，他院を受診したところ，腰椎変性すべり症と診断され，L4/5 レベルで金属固定術が施行された．手術後も腰痛は改善せず，当科を受診した．挿入したスクリュー，ケージの脱転はなく，画像上の異常はみられなかった．正中から 7cm の腸骨稜上に圧痛がみられ，上殿皮神経障害による腰痛を疑った．上殿皮神経ブロックを行ったところ腰痛は劇的に改善した．

症例 19

他院で腰椎手術を勧められた症例, 70 歳代女性

　数カ月前より腰下肢痛あり，知人の紹介で当科を受診した．他の病院では，腰部脊柱管狭窄症の手術を早急にしたほうが良いと言われ，本人は手術をすべ

きかどうか非常に悩んでいた．相談の結果，投薬治療でしばらく経過をみることにした．3週間後の外来受診日には痛みは著明に改善しており，手術をしなくてよかったと感謝された．現在，投薬治療もせず10年以上経過しているが，痛みはみられていない．

神経外科のつぶやき

外科医は急いで手術をしたがる？

　治療の基本は，安静指導，薬物治療であり，手術治療ではありません．脊椎変性疾患では，通常，数カ月間の保存療法を行って症状の改善がみられない時に手術治療を考慮すべきです．症例17，18で早急に脊椎手術を行った理由がわかりません．症例17では頸椎病変が原因であったかどうか疑問です．外科医の本音としては，外科治療ですべて治療したいという思いがあるのかもしれませんが，長年，外科医をやっていると，外科治療の良いことも，悪いことも経験しています．そのため，私は診断に時間をかけ，薬物投薬等の保存療法を行ってから，治療方針を決めるようにしています．保存療法期間は決して無駄な期間ではなく，手術療法の利点，欠点を学び，医師と患者両者がお互いを知る大切な期間です．急いで，手術をして良いことはありません．症例19は他院の外科医と本人との間に信頼関係が構築されていなかったと思い

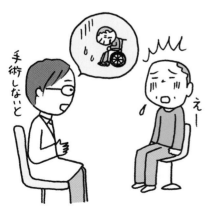

手術治療は治療の一部であり，すべてではありません．

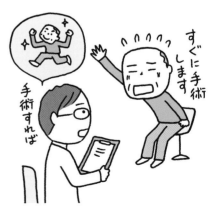

甘い言葉に乗って，急いで外科治療を受けてはいけません．

JCOPY 498-22801

ます．診断が確定すれば，手術はただちにできますが（外科医の準備は整っている），患者や家族の心の準備が整っていないため，手術ができないのです．一般的に，手術の問題点を理解，納得することはただちにできるものではありません．時間が必要です．

2 手術合併症について

手術合併症の話を聞いて怒った腰部脊柱管狭窄症例，50 歳代男性

　他院で腰部脊柱管狭窄症の手術を勧められたが，手術が必要かどうか聞きたくて，妻と共に来院した．100m ほど歩行すると痛みが悪化し歩行が困難になり，腰を曲げると痛みが軽減した．手術をすれば，痛みが改善する可能性は高いが，血腫，感染，症状悪化等の手術合併症が出現することもあるとお話しし始めると，患者の表情が厳しくなって，手術できるかどうかはっきり言って下さいと語調が厳しくなった．「手術するかどうかは，手術の利点と欠点を聞いて決めるものである」と言うと，怒り出し，納得がいかないと言って帰宅した．その後，患者は受診していない．

神経外科医のつぶやき

外科医，患者共に変わらなければいけない

　近年，すべてを任せるお任せ医療ではなく，十分な説明を聞いて，納得した医療を受けたいと思う患者が多くなったと言われていますが，現実は理想通りには行かないものです．患者は外科医から手術を勧めてほしいと思っており，外科医は患者に手術を勧める傾向があります．そのため，手術後に不都合なことが起こると，患者は手術をしたくなかったのにと後悔し，手術満足度が低くなるのです．手術を勧められた患者より自ら手術を希望した患者の方が，手術後の満足度が高いと言われています．患者と外科医の関係は，書類の上では以前と大きく変わりましたが，現実はそれほど変わっていないと感じています．症例で示した患者は，私に手術を勧めてほしかったと推測します．また，私の説明を冷たく感じたのかもしれません．外科医，患者双方が納得，信頼できる状況になってから手術治療を行うべきであると実感しています．外科医，患者共に変わらなければなりません．外来で憤慨するようでは，信頼関係は構

築できませんので，手術を行ってはいけません．以前「手術を勧められたのでいやいや手術同意書にサインしました」と言われたことがありますので，最近では，患者，家族に手術依頼書の提出を求めています．

神経外科医のつぶやき

手術合併症

　手術合併症は手術併発症とも言われ，手術がもとになって起こる病気であり，専門医がどんなに注意深く手術を行っても一定の確率で起こるものです．外科医は避けられないものであると思っていますが，患者，家族の中には手術の失敗と思う方もおり，この温度差の違いが医療トラブルの原因となっています．手術後に手術合併症が発生し，症状が悪化した場合に「手術前になかった症状が，なぜ出現したのか説明してほしい．納得ができない」「そんなに難しい手術とわかっていたら，なぜ，細心の注意を払って手術をしなかったのか」と不満気な表情で言われたことがあります．さらに，「先生や看護師たちに献身的に対応していただけたので，文句を言うつもりはありません」と言われた時は，温情判決を受けた犯罪人の心境になりました．手術が上手な外科医は手術合併症の発生頻度を0％にすることはできませんが，発生頻度を減らすことはできます．さらに，不幸にして合併症が発生しても最後まであきらめず，合併症に対する治療を行ってくれます．

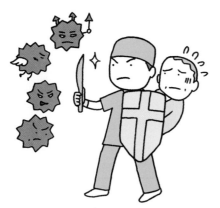

外科治療には限界があることを自覚すべき（外科医，患者，家族共に）

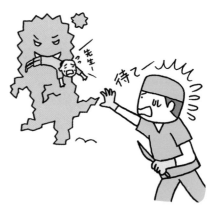

外科医は患者の代わりに病気と闘うが，治療の甲斐なく病気に負けることもある

3 家族の同意も必要

症例 21

同意書作成時に，手術が恐ろしくなり手術を中止した頸椎症例，40 歳代男性

　手術を希望されたため，本人ならびに家族（母親，義理の弟）に頸椎症手術の説明を行った．手術後，症状が悪化することがあるとお話しした段階で，母親の顔色が変化．話し終えて，同意書にサインして下さいと言っても，サインしたがらない．母親には外来で 2 度，同じ話しをしているが，突然，心配になったのかもしれない．手術を中止することにした．

症例 22

手術同意書作成時に家族の同席が不可能であったため，大学病院を紹介した頸椎症例，60 歳代男性

　手足のしびれと運動麻痺，歩行障害を訴え，妻と共に来院した．診断は頸椎症性脊髄症であり，当科での手術を強く希望された．長男と長女は遠方で仕事が忙しく病院に来ることはできないと話されていた．兄弟も無理であると．再度，家族の同意が必要だと言うと，私が手術に同意しているので問題はないと怒り出した．後日，患者の子供が居住している地域の大学病院に紹介状を書いた．

 神経外科医のつぶやき

手術に際しては家族の同意も必要

　私は，手術の同意書を作成する際には，できる限り多くの家族の同席を求めています．説明を受けに来れない理由は，①仕事が忙しく，仕事を休めない，②遠方，③日時，曜日が合わない等です．手術を重大だと感じていないから，仕事が忙しいとか，遠方で来れないと言うのです．家族の役目は手術後に不都合なことが起きた時に，患者を支え，励ますことです．手術後に起こりえる状況を外科医と共有することができない場合（同意書作成時に家族が参加しないことも含む）には，手術をしてはいけません（症例 22）．症例 21 の患者は手術をしたがっていましたが，母親に同意してい

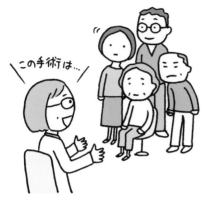
手術に際しては家族の同意は必要と説明

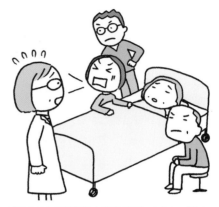
家族に対する術前の説明が悪いとトラブルになる

ただけなかったので手術は中止しました．母親に「私に任せなさい，大丈夫です」と説明すれば，手術を受けたと思いますが．今の時代，なかなか，家族が集まりにくい状況にあることは確かです．家族，家族と言うと手術をすることはできないと反論されたことがあります．こういう時代だからこそ，家族の同意が必要なのです．わずらわしい世の中になりました．

神経外科医のつぶやき

手術同意書作成の意味

　外科医が手術治療を行うにあたり，患者や家族に対して，病名，外科治療を受けない場合の不利益，自然歴，手術以外の治療法の可能性，予定術式，手術合併症等を説明し，同意を取り付けたことを証明する書面が手術同意書です．私はそもそも，同意書という名称に違和感を感じます．外科医がお願いして手術に同意して頂いているわけではないからです．患者，家族に依頼されて外科治療を行うわけですので，手術に際しての確認事項とでも言える書類です．

　本来，外科医は病気という敵をやっつけることのみに専念すべきですが，病気との闘いに夢中になり過ぎていると，味方と思っていた患者ならびに家族（時には，患者の味方と自称する他の医療従事者）に後ろから攻撃を加えられることがあります．注意しなければなりません．病気という敵と戦うためには，患者や家族と平和条約を結

JCOPY 498-22801

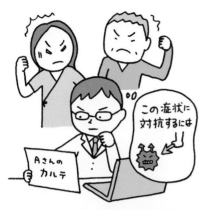

病気との闘いのみに夢中になり過ぎていると，患者や家族に後ろから攻撃を加えられることがあります．注意が必要です．

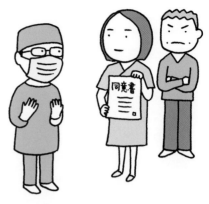

安心して外科治療を行うためには手術同意書が必要です

ばなければ安心して敵と戦えません．平和条約が手術同意書なるものかと思っています．患者や家族は外科医と平和条約をむすび，病気という敵と戦うことを外科医に依頼することになります．手術同意書作成をおろそかにしてはいけません．

4 他の医師の意見を聞くことは重要

症例 23

症状が軽微で手術の適応がなかったが，手術を希望したため大学病院を紹介した頸椎症例，60 歳代男性

上肢のしびれあり，他院で頸椎症の手術を勧められたため手術を希望し，妻と共に受診した．症状が軽いため，薬物治療で様子をみましょうとお話ししたが，納得してもらえなかった．手術治療を希望するのであれば，一度，子供にもお話をしましょうと言ったが，長女は遠方で来れないと言い張っていた．後日，長女が住んでいる市の大学病院を紹介した．大学病院での診察の結果，薬物治療で様子をみることになった．

神経外科医のつぶやき

他医師や他院を紹介することは非常に有用

　上記症例の患者は，私の説明には納得してもらえませんでしたが，大学病院の外科医の説明には納得したようです．必要のない手術を受けなくて良かったと思います．近年，すべてを任せるお任せ医療ではなく，十分な説明を聞いて納得して手術を受けたいとの要望が強くなっています．患者，家族の方は，病気や手術については素人であるため，提示された治療法が自分たちに適切な治療法であるかどうかの判断がつかないことがあります．そのため，他の外科医の意見を聞き，治療法を決めることが推奨されています．外科医側の利点としては，医療トラブルの防止，手術，サービスの向上が図られると思います．手術治療をすべきかどうか迷ったときには，面倒でも，他の外科医の意見を聞いてください．

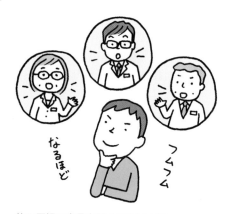

他の医師の意見を聞くことは大切

5 手術決定後にしなければいけないこと

　全身麻酔に必要な検査（心電図，胸部 X 線写真，採血，検尿）を予約し，手術同意書作成日，手術日を調整する．また，入院日までに，手術依頼書を執刀医に提出させる．

JCOPY 498-22801

コラム

手術前のチェックポイント: 休薬が必要な薬剤, 全身麻酔が困難な状態など

休薬が必要な薬剤

　脊椎・脊髄手術を受ける患者の高齢化が進んでおり，今後もその割合は増えると考えられる．高齢者は，自分の既往歴・合併症・服用薬をきちんと把握していないこともあるため，術前には服用薬の細かなチェックが必要となる．心疾患や脳疾患の既往を持つ患者では，抗凝固薬・抗血小板薬を服用している場合が多く，高出血リスクとなる脊椎・脊髄手術では，周術期の休薬を考慮しなければならない．抗凝固薬・抗血小板薬は作用機序によって休薬期間が異なり，手術日に合わせるだけでなく，外科的侵襲の程度や予想出血量を加味して休薬期間を決定すべきである 表1 ．抗凝固薬・抗血小板薬の服用を中止できない場合，施設によっては術前のヘパリン置換が行われている．近年では経口抗凝固薬が広く普及してきており，ワルファリンと比べると半減期が短いため，周術期の休薬期間が短くて済み，ヘパリン置換も不要なのは利点の一つといえる．また，周術期に抗凝固薬・抗血小板薬の休薬を要する場合は，中止することによる虚血性疾患発症の危険性，周術期の出血性合併症の危険性について，患者や家族へ十分な説明が

表1　術前休薬が必要な薬剤と術前休薬期間

一般名	商品名	休薬期間
ワルファリンカリウム	ワーファリン®	4〜5日
ダビガトランエテキシラートメタンスルホン酸塩	プラザキサ®	2〜4日
アピキサバン	エリキュース®	48時間以上
リバーロキサバン	イグザレルト®	24時間以上
エドキサバントシル酸塩水和物	リクシアナ®	24時間以上
アスピリン	バイアスピリン®	7〜14日
チクロピジン塩酸塩	パナルジン®	10〜14日
クロピドグレル硫酸塩	プラビックス®	14日
プラスグレル硫酸塩	エフィエント®	14日
チカグレロル	ブリリンタ®	5日
シロスタゾール	プレタール®	3〜4日
リマプロストアルファデクス	オパルモン®	1日

必要となる.

　その他，経口避妊薬などのエストロゲン製剤を服用している場合も休薬が必要である. 経口避妊薬は血液凝固能を亢進させるので深部静脈血栓症の可能性が高くなる. 添付文書では術前4週間から術後2週間は服用禁忌となっている. 同様に，骨粗鬆症治療薬のラロキシフェン，バゼドキシフェンもエストロゲン受容体作用薬であるため，手術3～5日前からの休薬が望ましい.

全身麻酔が困難な状態

　麻酔科医からみた全身麻酔困難の基準は，特に循環器，呼吸器疾患で細かに定められており，狭心症や発症3カ月以内の心筋梗塞，不安定な高血圧，換気障害，喘息，肺塞栓症の既往などがあげられる. 血液検査データでの麻酔困難の参考値を以下に示す 表2 .

その他の術前チェック

　虚血性心疾患・不整脈などの既往のある患者では，術前の専門医での心機能検査は必須と考えられる. ペースメーカー埋込をしている場合は循環器科に術前にモードの変更を依頼し，電気メスを使用できるようにしてもらうことが必要である. また，虚血性脳疾患の患者には術前検査として頸部・頭蓋内MRAを行い，主要血管の狭窄・閉塞病変がある場合は，脳循環検査を行うことも考慮するべきである. 糖尿病の既往のある患者には，血糖のコントロールがきちんとなされているか必ずチェックが必要である. 血糖のコントロール不良例では術後感染など周術期管理に大きな影響を及ぼす危険があるので，専門医での血糖コントロール

表2　麻酔困難患者の基準

病名・病態	基準（血液検査データ）
重症糖尿病	HbA1$_c$≧8.0%（JDS値），空腹時血≧160mg/dL または 食後2時間血≧220mg/dL
腎不全	血清クレアチニン≧4.0mg/dL，透析患者
肝不全	Child-Pugh分類B以上
出血傾向	PT-INR≧2.0，血小板数＜50,000/μL，DIC
貧血	Hb＜6.0g/dL

JCOPY 498-22801

を優先すべきである.

　喫煙が習慣になっている患者には，術前禁煙の指導が必要になる．禁煙では，約1日で酸素運搬能の改善，約3日で気管支線毛運動の改善，約2週間で各痰の減少，約2カ月で肺合併症の低下が得られる.

COFFEE BREAK

《私の手術件数ならびに手術内容の変遷》

　腰椎変性疾患の手術件数は平成10年頃より増加傾向を示している **図1** ．腰椎手術の99%は赴任当初に手術した患者の紹介であった．北大では，脊髄腫瘍，脊髄空洞症，脊髄動静脈奇形等の脊髄疾患が手術の大半を占めていたが，釧路では頸椎症，頸椎椎間板ヘルニア，頸椎後縦靱帯骨化症，腰椎椎間板ヘルニア，腰部脊柱管狭窄症，腰椎変性すべり症等の脊椎変性疾患に対する手術治療を精力的に行っている．また，最近の傾向としては末梢神経疾患に対する手術件数が飛躍的に増加している **図2** ．足根管症候群，絞扼性腓骨神経障害，絞扼性上殿皮神経障害等，他の施設ではほとん

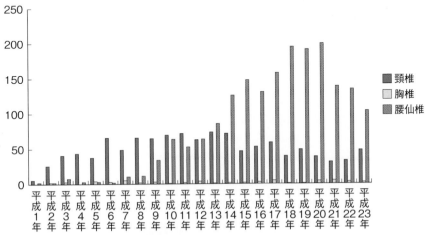

凡例：頸椎 / 胸椎 / 腰仙椎

図1　脊椎レベルごとの手術件数の推移
脊椎脊髄疾患ならびに末梢神経疾患の手術総数（平成1～23年）
3,514件（脊椎脊髄疾患3,081件，末梢神経疾患433件）

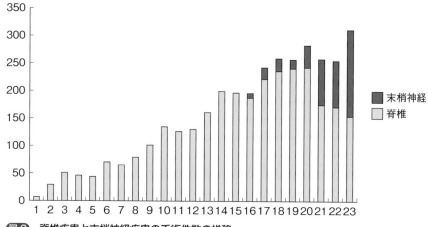

図2 脊椎疾患と末梢神経疾患の手術件数の推移

凡例:
■ 末梢神経
□ 脊椎

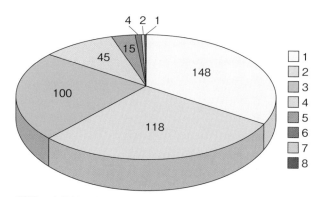

図3 末梢神経疾患に対する手術件数（433件）の内訳（平成16〜23年）

1 足根管症候群……148件（34%）　5 肘部管症候群…………15件（3%）
2 手根管症候群……118件（27%）　6 高位正中神経障害…… 4件（1%）
3 上殿皮神経障害…100件（23%）　7 大腿外側皮神経障害… 2件
4 腓骨神経障害…… 45件（10%）　8 ギオン管症候群……… 1件

ど手術治療が行われていない絞扼性末梢神経疾患を外科的に治療していることが関係していると思われる **図3**．

　手術件数が多い病院がかならずしも良い病院とは思わない（むしろ，悪い病院もある）．意外に知られていない．手術は簡単，家族に説明しない，積極的に手術を勧めれば手術件数は多くなる．画像で異常がみられるだけで脊椎変性疾患の手術をしている

96

JCOPY 498-22801

施設もある．注意しなければいけない．私の経験では，手術前に，患者さんならびに家族に最低数回（1 回 30 分以上），手術の話をし，術後の経過観察を綿密に行っていると，テレビ，新聞，HP，一般向けの健康雑誌等で手術件数を誇っている病院の如く，手術を行うことはできない．手術するだけであれば，いくらでも手術件数をこなすことはできるが．私ごとだが，最近，脊椎疾患の手術件数が多少，減少傾向にある．手術合併症も減少し手術成績が向上しているのだがどうしてだろうか．外来では，手術を希望する患者さんは増加傾向だが，手術件数は減少傾向である．おそらく，家族に対する同意を重視し，手術合併症を含め，以前より詳細にしつこく説明しているため手術が恐ろしくなり，当科での手術を希望する患者さんが減少しているのではないかと推測する（他院で手術をしていると思われる）．また，他の医療スタッフの力量の低下，チームワークの欠如，術者の病院内での力量の低下，気力の衰えが，手術件数に大きく影響している．危険な環境下では手術を行ってはいけない．

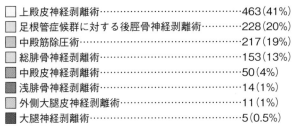

□ 上殿皮神経剥離術·······························463（41%）
□ 足根管症候群に対する後脛骨神経剥離術··········228（20%）
▨ 中殿筋除圧術··································217（19%）
□ 総腓骨神経剥離術·····························153（13%）
▨ 中殿皮神経剥離術·······························50（4%）
▨ 浅腓骨神経剥離術·······························14（1%）
□ 外側大腿皮神経剥離術···························11（1%）
■ 大腿神経剥離術·······························5（0.5%）

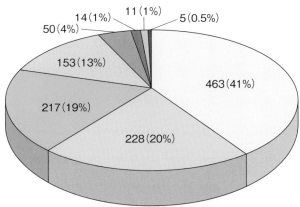

図4 腰椎周辺ならびに下肢絞扼性末梢神経障害に対する手術件数，手術内容（釧路労災病院脳神経外科 2009〜2019 年）1,141 件（全末梢神経手術の 89%）

《過去 10 年間の手術内容の変化》

　脊椎手術に関しては特に大きな変化はなく，頸椎前方除圧固定術，頸椎後方除圧術，腰椎椎間板ヘルニア摘出術，腰椎後方除圧術を行ってきた．腰椎変性すべり症に対して腰椎後方除圧術単独でも手術成績は良好であった．そのため，変性すべり症がみられても，初回手術は固定術を施行しなくても，除圧術単独でよいのではないかと思っている．

　過去 10 年間での変化で最も注目すべきことは，腰椎周辺ならびに下肢絞扼性末梢神経障害に対する手術件数が飛躍的に増加したことである．特に，腰痛を呈する疾患として，中殿筋障害や中殿皮神経障害の存在を明らかにし，その診断，治療法を確立したことは画期的なことであった．また，腰椎術後に残存あるいは増強する痛み（failed back surgery syndrome）の原因の 1 つとして腰椎周辺疾患が関与していることもわかってきた．

◇参考文献
　1) Isu T, Kim K, Eds. Entrapment Neuropathy of the Lumbar Spine and Lower Limbs. Springer, 2021.
　2) 井須豊彦, 磯部正則, 金 景成, 編著. 釧路労災病院脳神経外科脊髄末梢神経外科グループの業績集. 釧路; 2019.
　3) 井須豊彦, 金 景成, 編著. 超入門. 手術で治すしびれと痛み. 絞扼性末梢神経障害の診断・手術. 大阪; メディカ出版; 2016.

JCOPY 498-22801

CHAPTER V 手術後の外来診察

1 退院後の初回診察（脊椎単純撮影，CT 撮影後）

1. 傷の状態をチェック

傷の状態が悪く，浸出液がみられないかを確認する．また，傷の周辺が腫れていないか，赤くなっていないかもチェックする．

2. 脊椎単純撮影，CT

頸椎前方固定術後であれば，移植骨の状態（脱転，移動がないかどうか）をみる．また，CT にて，減圧の範囲を確認しておくことも大切である．後弯，側弯，すべり，分離等の脊椎の変形，不安定性の有無を診断する．

3. 手術後，良くなった症状，残存症状，新たに出現した症状を聞く

具体的に聞く必要がある．患者によっては，辛い症状が残存した場合には，何も良くなっていないと訴えることがある．特に，しびれ残存例に多い．一度改善した症状が再び悪化してきた時や，手術前にみられなかった症状が出現してきた場合には，MRI 等の精査を急いで行うことが必要である．また，腰椎術後例で腰痛が悪化してきた場合には，殿皮神経障害，仙腸関節障害，中殿筋障害等の腰椎周辺疾患による腰痛の可能性もあるので，殿部圧痛の有無を確認する必要がある．

4. 手術施行部位の MRI 検査の予約

手術後の経過が良好である場合には，手術数カ月後に MRI 検査の予約を行う．手術後 1 カ月以内の早期の MRI では，手術後の硬膜外血腫により減圧効果判定が難しいため，手術後の経過が良好な場合には血腫が吸収され減圧効果の判定が可能である手術数カ月後に行うことがベストである．

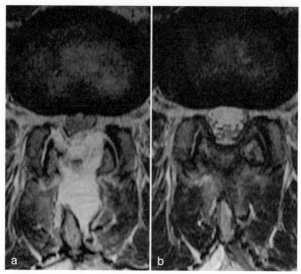

図1　L4/5 腰椎後方術後の MRI（50 歳代，男性）
a: 術後 1 週目，b: 術後 2 カ月目
手術後の経過は良好で，腰痛，下肢痛は著明に軽減した．手術後 1 週目の MRI（a）では硬膜嚢後方に硬膜外血腫がみられ，硬膜嚢は圧迫されている．術後 2 カ月目の MRI（b）では，血腫は消失した．

2　術後の経過観察

1. 術後 MRI で減圧が充分であるかどうかを確認

　手術前の MRI をみせて，減圧が十分であることを説明する．症状が残存していたり，手術前より症状が悪化している場合には，特に，詳細な説明が必要である．

2. しびれ，痛みが残存あるいは悪化してきた場合には，原因を検索（手術部位以外の脊椎病変，腰椎椎間孔狭窄症，腰椎周辺疾患ならびに下肢の絞扼性末梢神経疾患）

　しびれ，痛みが残存あるいは悪化し日常生活に不自由を感じてきた場合には，症状悪化の原因を検索すべきである．症状悪化の原因が，脊椎病変によるものか，末梢神経を含めた脊椎周辺疾患によるものか，単なる筋肉性の問題なのか，その他の原因によるものかを検索する必要がある．通常，脊椎病変によるものであれば，

JCOPY 498-22801

CT，MRI にて診断は可能であるが，腰椎椎間孔狭窄症の診断は時に難しいことがある．脊椎周辺疾患や末梢神経疾患は，CT，MRI 等の画像では，診断が困難であるため，適切な説明が必要である．頸椎術後であれば，手根管症候群や肘部管症候群の検索を行うべきである．腰椎術後に腰痛が残存している場合には，殿皮神経障害，仙腸関節障害，中殿筋障害，梨状筋症候群による腰痛を鑑別しなければいけない．また，下肢のしびれや痛みが残存している例では外側大腿皮神経障害，ハンター管症候群（伏在神経障害），総腓骨神経障害，浅腓骨神経障害，足根管症候群の合併を疑い，診察すべきである．手術後にみられる後弯やすべりの増強，腰椎医原性分離の発生等の脊椎配列異常にも注意を払う必要がある．

症例 24

頸椎前方除圧固定術後 8 年目に固定隣接椎間の頸椎症性神経根痛で発症した症例，50 歳代男性

　8 年前に C5/6 レベルの頸椎前方除圧固定術（Williams-Isu 法）を施行．術後経過は順調であったが，3 カ月前から，左肩から左手第 2〜4 指にかけて，しびれ，痛みが出現（特に，第 2 指に強かった）．投薬治療にても，症状は改善せず，悪化傾向となり，当科を受診した．頸部後屈にて痛みは増強し，

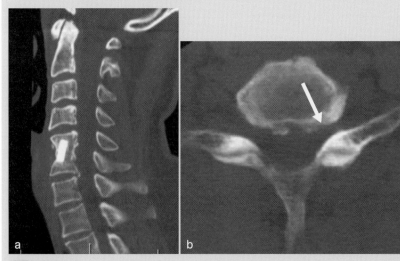

図2　頸椎 CT
a: 矢状断像，b: C6/7 横断像

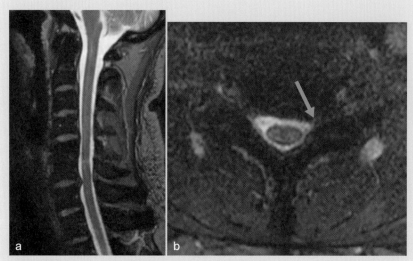

図3 頸椎 MRI
a: 矢状断像，b: C6/7

CT **図2**，MRI **図3** では C6/7 レベル左側椎間孔は狭小化し（白矢印），C7 神経根の圧排所見が認められた（水色矢印）．左側 C7 頸椎症性神経根症と診断し，C6/7 レベルで頸椎前方除圧固定術（Williams-Isu 法）を行った．術後，痛み，しびれは改善した．

症例 25

腰椎術後も腰痛が残存した上殿皮神経障害例，60 歳代，男性

　3 年前に他院で L3/4，L4/5 レベルにて後側方固定術が施行されたが腰痛は改善せず，徐々に悪化．他院では，手術は完璧で特に異常所見はないと言われ，精神科を紹介された．他院の説明に納得できず，当科を受診した．腰痛は 20m 歩行，5 分起立，座位 5 分，立ち上がりで増強し，正中から 7cm の両側腸骨稜上に著明な圧痛がみられ，殿部に痛みが放散した．上殿皮神経障害を疑い，上殿皮神経ブロックを施行したところ，痛みは著明に改善した．しかしながら，効果は一時的（約 1 週間ぐらい）であったため，上殿皮神経剝離術を施行した．術後，痛みは著明に改善した（NRS　8 から 2）．術後 4 年経過しているが，腰痛の増強はみられていない．

JCOPY 498-22801

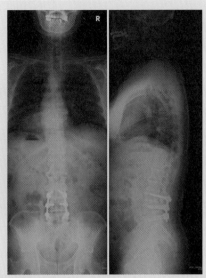

図4 X線写真
L3/4L4/5 レベルにて後側方固定術が施行
されている.

 神経外科医のつぶやき

術後の経過観察で最も注意しなければいけないことは,病気は一つとは限らないことを念頭に置くことである

　手術後に症状が悪化してきた場合に,手術した部位の再発なのか,他の脊椎病変が原因か,脊椎以外の病変が原因(末梢神経疾患や脊椎周辺疾患)かを鑑別しなければなりません.症例25は頸椎前方固定術後に発生した固定隣接椎間の頸椎症性神経根痛例で,比較的容易に診断は可能でした.症例25では,腰椎術後も腰痛が残存していましたが,画像で異常所見がみられなかったため,他院の脊椎外科医は腰痛の原因を精神的な問題であると考えていたようです.腰痛の85%は原因が特定できないと言われています.安易に腰椎術後に残存する腰痛を精神的な問題にしてはいけません.私は腰椎術後も腰痛が残存し,苦しんでいる患者を多数,診断,治療しています.その多くは,症例25のような「身体に触れてわかる腰痛(殿皮神経障害,仙腸関節障害,中殿筋障害,梨状筋症候群等)」です.画像で診断が困難な病変の診断には,豊富

な経験と知識が必要であり，外科医の実力が問われます．脊椎脊髄手術の術後満足度を向上させるためには，病変が複数，存在するということを，医師も患者も再認識すべきです．手術するだけの外科医は一流とは言えません．手術後の経過観察を大切に思い，不幸にして症状が悪化した場合にも，患者を見捨てることなく，原因を探索し治療することが重要です．

3. しびれ，痛みが残存している場合には，適切な薬物治療を行う．場合によっては，鍼灸治療を勧めることもある

 神経外科医のつぶやき

鍼灸治療

　私が行っている脊椎脊髄手術は非常に難しく，常に最先端の高度な技術を要するため，手術成績の向上を目指して，日夜，努力してきました．しかしながら，すべての患者に満足してもらうことはできませんでした．手術治療の限界を感じています．手術治療は治療の一部であり，すべてではありません．私は，患者の訴えるしびれや痛みに対し，薬や手術による治療を行っても満足すべき症状の改善が得られない場合には，鍼灸治療を積極的に勧めています．一般的に西洋医学では，科学的根拠が無ければ評価しない傾向にあります．しかし東洋医学の鍼灸治療は，そんな西洋医学の限界を埋める一面があると実感しています．

◇参考文献
1) Matsumoto J, Isu T, Kim K, et al. Impact of additional treatment of paralumbar spine and peripheral nerve diseases after lumbar spine surgery. World Neurosurg. 2018; 112: e778-e782.
2) Iwamoto N, Isu T, Kim K, et al. Treatment of low back pain elicited by superior cluneal nerve entrapment neuropathy after lumbar fusion surgery. Spine Surg Relat Res. 2017; 1: 152-7.
3) Yamauchi T, Kim K, Isu T, et al. Undiagnosed peripheral nerve disease in patients with failed lumbar disc surgery. Asian Spine J. 2018; 12: 720-5.

JCOPY 498-22801

コラム

脊椎脊髄外来における鍼灸治療の役割

　当院では来院患者の症状から脊椎脊髄疾患が疑われる場合にはすぐに連携している施設で医師による MRI を含めた診断を依頼している．扱っている疾患は各種脊椎脊髄疾患・術後症状などである．西洋医学的診断を行わず漫然と治療し病態把握ができない鍼灸師では患者の人生を左右するような重大な疾患を見逃す危険を伴う．

　診断が確定し病態を把握したら画像を併用して責任病巣部を含め経穴（ツボ）に限らず治療ポイントを決定しディスポーザブル，シングルユースの鍼で治療を開始する．このシステムでは同じ情報が患者を中心に医師と鍼灸師の三者で共有され安心した鍼治療ができる．症状が早期に軽減した場合や抵抗を示す場合にも医師との連絡は密に行う．

　病院との連携は当院からの紹介で診察をお願いする場合と，医師から手術適応以外の比較的症状が軽度な例，薬物療法に抵抗を示す例の治療依頼とがある．

　画像上大きな変性でもときには症状改善が得られることや器質的変化が大きく症状も強いため手術へ移行することもある．

　鍼灸院や整骨院でのこのような連携システムは我が国ではまだ少数であろう．古くから存在する鍼治療の流派や団体により西洋医学的診断を取り入れず「気」を重視する経絡治療と呼ばれる治療法のみにこだわる鍼灸師は西洋医学とのスムーズな連携はできにくく，治療理論が医師，患者には難解である．

　頸椎症や脊柱管狭窄症などで西洋医学的診断を受けず他の鍼灸院で治療効果が得られにくい例に対して，確定診断が得られた場合の鍼治療効果は数日以内にみられることが多く，早いときでは治療開始翌日に効果を自覚する場合もあるが治療の基本は継続である．

　鍼治療には薬物のような副作用がなく薬物療法との併用も可能であり脊椎脊髄疾患の治療の一つとなるだろう．

豆知識 12

術後に残存あるいは増強する痛み― failed back surgery syndrome

　腰椎術後に痛みや機能障害などの希望しない転帰を伴う場合，failed back surgery syndrome（FBSS）といわれる．これは必ずしも手術の失敗を意味するのではなく，腰椎手術のみでは十分に良好な臨床転帰をもたらせなかったということであり，さまざまな原因が考えられる．患者側の問題として患者自身の社会的・心因的要因，達成不可能な期待，手術の問題として手術範囲の問題や脊椎不安定性，挿入した implant に関連した問題，固定術での矢状面バランスの問題，手術合併症として術後血腫や感染，神経損傷，術後観察期間の問題として隣接椎間障害，腰椎椎間板ヘルニアの再発などさまざまであり，除圧術，固定術ともに一定数でみられるものである[4, 5]．また，腰椎疾患では hidden zone といわれる椎間孔から椎間孔外にかけての神経障害は画像上診断することが難しく，FBSS の原因の 1 つとして知られている．

　近年，画像で診断できない腰椎周辺疾患（殿皮神経障害や仙腸関節障害，中殿筋障害など）や，下肢の末梢神経障害が FBSS の 1 つの要因として知られるようになった．腰椎固定術は広く行われている手術法だが，5〜30％では術後も何らかの腰痛がみられ，その原因としては偽関節症や感染，配列不良，隣接椎間障害，仙腸関節障害などが報告されているが，腰椎周辺疾患によることもある[6]．腰椎固定術後の難治性腰痛 18 例を調べたところ，8 例（5 例は両側性，3 例で片側性）では上殿皮神経障害への治療が奏功した[7]．全例で腰痛は術前からみられ腰椎固定術は問題なく行われたが，1 例は術後も持続，7 例は術後観察中に再燃したものであった．釧路労災病院脳神経外科で腰椎の除圧手術をうけた 74 例を術後 26.2 カ月調査した検討では[8]，術後改善が不十分であった 20 例（27.0％）でこれら治療を追加することで良好な治療成績を得ることができた 図5 ．

　腰椎椎間板ヘルニアの一部でも FBSS となり，10〜30％では術後腰痛を経験する[6]．その原因としては，ヘルニアの再発や脊椎不安定性，硬膜外線維症や硬膜外血腫，不十分な減圧，くも膜炎などが報告されているが，腰椎周辺疾患が関連することもある[6]．腰椎椎間板ヘルニアの手術後平均 26.4 カ月の間に何らかの症状が持続した 2 例と症状が再燃した 11 例を検討したところ（1 例は腰痛のみ，1 例は下肢症状のみ，11 例は両方），4 例は初回と同レベルの腰椎病変（3

例はヘルニア，1 例は脊柱管狭窄症）で再手術を行ったが，9 例では MRI 上異常はみられなかった[9]．腰痛治療には上殿皮神経障害への介入が奏功したが，腰痛が片側であった 9 例は腰椎病変と同側であり，両者の関連が示唆された．その他，中殿筋障害へのブロックや下肢の絞扼性末梢神経障害に対する治療が症状改善に貢献した．

　以上のように，腰痛や下肢症状などの FBSS の原因の中に，腰椎周辺疾患や下肢の絞扼性末梢神経障害が関与していることがあるため，注意が必要である．

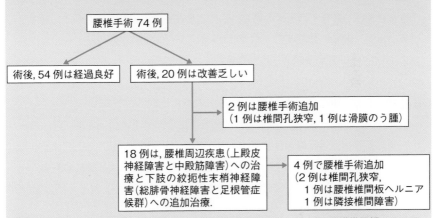

図5　腰椎除圧手術を行った 74 例（41 例は脊柱管狭窄症，25 例は腰椎椎間板ヘルニア，8 例はその他）を平均 26.2 カ月観察した検討[8]

◇文献
4) Amirdelfan K, Webster L, Poree L, et al. Treatment options for failed back surgery syndrome patients with refractory chronic pain: an evidence based approach. Spine. 2017; 42: S41-S52.
5) Daniell JR, Osti OL. Failed back surgery syndrome: a review article. Asian Spine J. 2018; 12: 372-9.
6) Isu T, Kim K. edit. Entrapment Neuropathy of the Lumbar Spine and Lower Limbs. Springer, 2021.
7) Iwamoto N, Isu T, Kim K, et al. Treatment of low back pain elicited by superior cluneal nerve entrapment neuropathy after lumbar fusion surgery. Spine Surg Relat Res. 2017; 1: 152-7.
8) Matsumoto J, Isu T, Kim K, et al. Impact of additional treatment of paralumbar spine and peripheral nerve diseases after lumbar spine surgery. World Neurosurg. 2018; 112: e778-e782.
9) Yamauchi T, Kim K, Isu T, et al. Undiagnosed peripheral nerve disease in patients with failed lumbar disc surgery. Asian Spine J. 2018; 12: 720-5.

CHAPTER V
手術後の外来診察

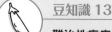

豆知識 13

難治性疼痛に対する脊髄刺激療法

1. 脊髄刺激療法とは

脊髄刺激療法（spinal cord stimulation：SCS）は，慢性難治性疼痛に対するニューロモデュレーションの一つである．脊髄背側の硬膜外腔へ複数の電極を有するリードを留置し，植込み式の神経刺激装置（implantable pulse generator：IPG）が発する微弱な電気を脊髄へ加えることで痛みを緩和する **図6** ．SCSは，本邦では1992年から保険収載された治療であるが，日進月歩の進化を遂げる各種デバイスの登場により，現在もその治療効果は向上し続けている．また，近年，充電式のIPGやMRI対応デバイスも使用可能となり，従来SCSが抱えた問題点が解消されつつある．

2. どのような疾患に有効か

SCSは慢性難治性疼痛の中でも，神経障害性疼痛や末梢血管障害に伴う痛みに有効である[10]．神経障害性疼痛は，脳，脊髄，末梢神経に起こるあらゆる疾患や外傷で生じる痛みであるため，SCSが適応となる原疾患は多岐にわたる．一般的に，神経の障害が軽度な症例や末梢神経由来の痛みに対しSCSの高い効果

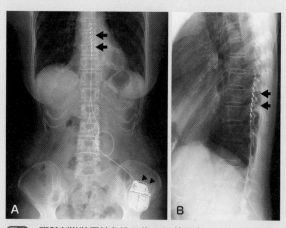

図6 脊髄刺激装置植え込み後のX線写真
A：正面，B：側面．70代女性．FBSSによる左腰殿部痛，左下肢痛．

が期待される[10]．その中でも脊椎手術後症候群（failed back surgery syndrome: FBSS）[11, 12] と複合性局所疼痛症候群（complex regional pain syndrome: CRPS）[13] については，高いエビデンスレベルでSCSの有効性が証明されている．末梢血管障害では，閉塞性動脈硬化症やバージャー病が代表疾患としてあげられる．

3. 治療の実際

　SCSでは，IPGの植え込みに先立ち，痛みが緩和するか否かを評価する目的で，1週間程度のトライアルを行う．トライアルでは，通常，経皮的にリードのみを体内へ留置し，体外式の神経刺激装置を用いて脊髄を刺激する．トライアル期間中の痛みの改善度が成否の指標となるが，多くの臨床研究では，VAS（Visual Analogue Scale）やNRS（Numeric Rating Scale）のスコアが治療前の50%以下に改善した際に，トライアル成功と判断している[14, 15]．痛みの改善度に加え，患者の満足度や希望を考慮して，IPGの植え込みを検討する．IPGは，リードを留置する脊髄高位に応じて，前胸部，腰殿部，腹部等の皮下へ植え込む．IPGを植え込んだ後から本格的な治療が始まり，医師は，プログラマーを用いて刺激の調整を行う．また，患者も自身のプログラマーを用いて，刺激のオン，オフや強弱の調整に加え，好みに応じて，あらかじめ作成した複数の設定の切り替え操作も行う．

4. 刺激調整の重要性

　SCSではフォローアップ中に，当初の刺激条件では十分に痛みをコントロールできなくなることをしばしば経験する．その際は，脊髄の刺激部位やパルスの強さ・幅・頻度を調整し対応する．刺激調整を行う際には，患者の疼痛部位に一致したパレステジア（電気的刺激感）を誘発することが重要で，このような刺激はトニック刺激と呼ばれる．

　一方，パレステジアを生じない新たな刺激方法として，近年，10kHz刺激をはじめとする高頻度刺激[14] やバースト刺激[15] が登場し，トニック刺激を上まわる有効性が報告されている．さらに，High-dose刺激[16]，High-density刺激[17]，differential target multiplexed（DTM）プログラミング[18] といった新たな刺

激方法も報告されている．このように，SCSでは，これまで以上に多様な刺激条件を設定することが可能となった．担当医には，患者の痛みの状態や好みに応じて，適宜，刺激調整を行う技術が求められる．

◇文献
10) Kumar K, Hunter G, Demeria D. Spinal cord stimulation in treatment of chronic benign pain: challenges in treatment planning and present status, a 22-year experience. Neurosurgery. 2006; 58: 481-96.
11) North RB, Kidd DH, Farrokhi F, et al. Spinal cord stimulation versus repeated lumbosacral spine surgery for chronic pain: a randomized, controlled trial. Neurosurgery. 2005; 56: 98-106.
12) Kumar K, North R, Taylor R, et al. Spinal Cord Stimulation vs. Conventional Medical Management: A Prospective, Randomized, Controlled, Multicenter Study of Patients with Failed Back Surgery Syndrome (PROCESS Study) . Neuromodulation. 2005; 8: 213-8.
13) Kemler MA, Barendse GA, van Kleef M, et al. Spinal cord stimulation in patients with chronic reflex sympathetic dystrophy. N Engl J Med. 2000; 343: 618-24.
14) Kapural L, Yu C, Doust MW, et al. Novel 10-kHz High-frequency Therapy (HF10 Therapy) Is Superior to Traditional Low-frequency Spinal Cord Stimulation for the Treatment of Chronic Back and Leg Pain: The SENZA-RCT Randomized Controlled Trial. Anesthesiology. 2015; 123: 851-60.
15) Deer T, Slavin KV, Amirdelfan K, et al. Success Using Neuromodulation With BURST (SUNBURST) Study: Results From a Prospective, Randomized Controlled Trial Using a Novel Burst Waveform. Neuromodulation. 2018; 21: 56-66.
16) Hamm-Faber TE, Gültuna I, van Gorp EJ, et al. High-dose spinal cord stimulation for treatment of chronic low back pain and leg pain in patients with FBSS, 12-month results: a prospective pilot study. Neuromodulation. 2020; 23: 118-25.
17) Wille F, Breel JS, Bakker EW, et al. Altering conventional to high density spinal cord stimulation: an energy dose-response relationship in neuropathic pain therapy. Neuromodulation. 2017; 20: 71-80.
18) Fishman MA, Calodney A, Kim P, et al. Prospective, multicenter feasibility study to evaluate differential target multiplexed spinal cord stimulation programming in subjects with chronic intractable back pain with or without leg pain. Pain Pract. 2020; 20: 761-8.

JCOPY 498-22801

1 病院スタッフとの連携

　医師，看護師，薬剤師，理学療法士，放射線技師，検査技師，クラーク等の病院スタッフは，気持ちを一つにして，診療に当たることが大切である．

症例 26

病院スタッフとの連携が患者の信頼を得た頸椎症例，40 歳代男性

　他院ですぐに頸椎手術をした方が良いと言われ，ノイローゼ気味となり当科を受診した．症状は上肢のしびれ，痛みのみであり，ただちに手術を施行しなければいけない状態ではなかった．家族と相談して手術をするかどうか決めましょうと説明した．診察後，看護師から再度，「井須先生は手術の決定には家族同席というのが方針です」「じっくり家族と相談してください」と説明．少し，焦っている印象だったが納得し帰宅された．4 カ月後，手術に同意され頸椎の手術を受けた．手術同意書作成時には，患者の精神状態は安定し，家族共々，納得して手術を受けることができた．

 神経外科医のつぶやき

病院スタッフとの連携がスムーズで患者情報を共有することが大切

　患者，家族との対応の仕方が，医療従事者ごとに違っていた場合には，医療不信感を招くばかりではなく，医療トラブルの元凶となります．提示した症例の患者に対してスタッフ全員が同じような対応をしたため，患者から信頼を得たばかりではなく，患者自身，冷静に手術を受けることができました．日頃，スタッフと話し合い，治療方針を共有し合うことは大切です．

2 病気ならびに医療情報の提供

患者，家族は自分が罹患している病気のことを知り，納得して診断，治療を受けることが大切である．そのため，診察時の医師の説明だけでは不十分であり，病気ならびに医療情報を積極的に患者，家族に提供しなければいけない．

症例 27

外来の待合室に掲載している足根管症候群のポスターをみて，足根管症候群と自己診断した症例，60歳代女性

足底のしびれ，痛みがあり他院で腰部脊柱管狭窄症の診断で治療を受けていた患者が当科を受診．待合室に掲載している足根管症候群のポスターをみて，足根管症候群と自己診断した．私の診察でも足根管症候群であり，手術を受け，症状は改善した．

症例 28

病気のパンフレットをみようとしない腰部脊柱管狭窄症例，70歳代女性

腰下肢痛，間歇性跛行が認められ，腰部脊柱管狭窄症と診断した．病気の説明をしたが理解ができない様子であったため，腰部脊柱管狭窄症のパンフレットを渡した．

後日，長男と共に受診したが，本人も長男もパンフレットを全く，読んではいなかった．病気に対する理解が悪く，手術をして痛みをとってくれとばかり言っていた．そのため，本人が希望する病院を紹介した．

 神経外科医のつぶやき

患者，家族は病気の情報を積極的に知ることが大切

外来診察だけでの説明では，病気に対する理解が得られないことをしばしば経験します．病気のパンフレット，教科書，医療講演等にて病気の情報を患者や家族に提供することは大切なことです．症例27の足根管症候群の患者は，病気のポスターをみて，自己診断が可能でした．しかしながら，一生懸命，時間をかけて説明し，病気の

JCOPY 498-22801

パンフレット等の情報を提供しても理解ができない，理解しようとしない患者や家族もいます．症例28では，私の説明不足も一因しているかもしれませんが，私の説明を理解しようとしてもらえなかったため，他の病院を紹介しました．難しいことを言わず，手術同意書を渡せば，当科で手術をしたと思います．現実と建前論とのギャップを感じています．

3 リスクマネジメント

症例 29

外来スタッフに患者，家族が本心を打ち明け，当科での腰椎手術が回避できた症例，70歳代女性

腰下肢痛があり腰部脊柱管狭窄症の手術を希望して外来を受診．家族の同意がなければ手術はできませんとお話ししたところ，わかりましたと返答した．診察後，看護師に「長男は仕事が忙しくて来れない」と怒り出した．診察時，一方的に医師から説明されたので納得せざるを得なかったと不満気であった．再度，お話をしたが了解が得られなかったため，他院を紹介した．

症例 30

外来クラークには本音を言うものであると実感できた腰痛症例，60歳代男性

腰痛を訴えて，外来を受診．診察後，MRIを予約した．帰り際，受付のクラークに「散々待たせておいて，今日，すべて検査してくれないのはおかしい」と怒って帰って行った．MRI予約日に患者は受診しなかった．

 神経外科医のつぶやき

リスクマネジメントで最も大切なことは，患者ならびに家族の要望をあらかじめ知っておくことである

医療事故防止のマニュアルはどこの病院でも作成され，医療安全管理委員会が設置され，インシデントレポートなるものが氾濫しています．まず，患者，家族のこと，医療従事者自身のことがわからなければリスクの対策を練れません．スポーツで言えば，弱いチームは相手チーム選手の長所，短所を知り，勝つための対策を練ります．

知れば対策を練ることができるからです．医療従事者は弱者であるということを再確認すべきで，患者様第一とか，きれいごとを言ってもトラブルはなくなりません．症例 29 では，看護師に本心を打ち明けてもらい，助かりました．また，症例 30 では，クラークには不満を言えたのかもしれません．スタッフは一致団結して，患者，家族の本音を治療する前に知る努力をすべきです．治療が終わってからでは遅すぎます．また，患者，家族に関する医療情報をスタッフ全員が共有しているかどうかを再確認しておく必要があります．共有していない場合には患者への対応がバラバラになり非常に危険です．

JCOPY 498-22801

VII 外来診察時の心得

1 私は脳神経外科医である―頭のてっぺんから足先までの神経の病気を診断，治療する外科医である―

症例 31

多くの病院で，診断が困難であった足根管症候群例, 50 歳代女性

外来に 50 歳代の女性患者が暗い表情でやって来た．両足底のしびれや痛みがあり，足が冷えて眠ることができないと涙ながらに訴えていた．どこの病院でも，更年期障害による冷え症と診断されていた．内くるぶしの下にある足根管の中を通っている神経（後脛骨神経）が圧迫されて起きている足根管症候群という病気だった．手術を行うと，症状は改善し，不眠や冷え症も治った．患者から「症状は良くなりました．脳外科は足の病気を手術する外科だとは思いませんでした．脳外科医ではなく，神経外科だったのですね」と感謝の言葉を頂いた．

 神経外科医のつぶやき

脳神経外科とは

日本では，脳神経外科は"脳外"と呼ばれ，頭をぶっけたり，意識が無くなると脳外にみてもらいなさいと巷で言われるほど，脳に関しては社会的に認知されています．脳神経外科は，脳だけの病気をみる科ではなく，頭の天辺から手足の先までの神経の病気を外科的に治す科です．脳神経外科は英語では"Neurosurgery 神経外科"，ドイツ語では"Neurochirurgie 神経外科"と呼ばれており，どこにも，脳 Brain（英語），脳 Hirn（ドイツ語）の言葉は使われていません．欧米では脊椎脊髄手術における脳神経外科医の果たす役割が大きいです．最近，私は末梢神経疾患の外科治療も行っていますので，ようやく，脳外科医でなく脳神経外科医になれました．

2 どんな脳神経外科医になりたいのか

症例 32

腰椎術後に神の手と言われた症例, 70 歳代女性

　70 歳代の女性患者から, 腰部脊柱管狭窄症の手術後に「手術前にみられた腰痛や下肢痛がすべて消失しました. 先生の手は, 神の手ですね」と感謝の言葉を頂いた. 私は「私の手は神の手ではなく, かゆいところに手が届く孫の手です」と反論した. 患者は, 私の話に納得したようで「孫の手に手術をしていただき良かったです」と診察室を出て行った.

 神経外科医のつぶやき

かゆいところに手が届く孫の手を持った外科医になりたい

　近年, "神の手を持つスーパードクター"を紹介, 称賛するテレビ番組が氾濫しています. そのため, 神の手にかかれば, すべての病気が治ってしまうと錯覚し, 治療結果に過剰な期待を寄せる患者が多くなっています. 外科医は, 真実を患者に伝えるべきです. 神はすべての病気を治せますが, 外科医はすべての病気を治すことはできません. テレビは真実を伝えていません. 神の手を持つスーパードクターはいません. 外科医ができることは, 安静療法, 薬物治療等の保存療法で満足な治療結果が得られなかった患者に対して, 障害物を除くだけです. 外科医の手は, "神の手"ではなく"かゆい所に手が届く孫の手"です. また, 手術後に, 不幸にして不都合なことが起きた時には, 共に力を合わせて病気に立ち向かう約束はできますが, 病気を治す約束はできません. 手術前に, 神の手であると信じられると, 手術後に不都合なことが起きると, 先生を信じていたのに裏切られたと言われ, トラブルの原因になります. もし, 神の手を信じる患者, 家族は, 手術後, いかなる状態になっても神の手を持つ外科医に文句を言ってはいけません. 神に逆らうと罰が当たります.

JCOPY 498-22801

3 働いている地域や自分の立場を自覚すべき

症例 33

患者本人のみの話を信じなくて良かった腰部脊柱管狭窄症例，60 歳代男性

　腰痛，下肢痛で非常に辛そうに診察室に入って来た．数年来，他院で神経ブロックを行ったが痛みが改善しなかったため，腰椎の手術を希望された．手術内容，手術の危険性等をお話しし，手術するかどうかは本人，家族と相談して決めてくださいと話したところ，家族全員が了解しているのでぜひ，お願いしますと話されていた．後日，大学病院を紹介してほしいとの連絡があった．非常に難しい手術であると家族の方に話したところ，大学病院での治療を勧められたそうだ．

 神経外科医のつぶやき

地方病院に勤務する脳神経外科医の悲哀と覚悟

　今でも，大学病院は終着病院で，地方都市の病院は途中下車の病院です．特に，家族が大都会（大学所在地）に住んでいる場合，必ず，確認する必要があります．以前，わざわざ，こちら（大都会）で手術をしなくても良いとか，そんなに難しい手術とわかっていたら，そちらの病院，脳神経外科ではしなかったと言われたことがあります．手術は，手術する病院，外科医を終着病院，終着外科医と思わなければ手術すべきではありません．症例 33 で提示した患者，家族は，最初は簡単な手術だと思ったため，当科での手術を希望したと思います．私が難しい手術であることを強調したため，不安になり，大学病院での手術を望んだと推測します．私は釧路労災病院に勤務する前は，大学病院に勤務していたため，患者，家族の心情が良くわかります．そのため，私は釧路に赴任後，地方病院に勤務する脳神経外科医の悲哀を時々，経験しています（症例 23，p.91）．自己評価では，診断や手術の技量は大学当時よりはるかに優れていますが，患者，家族からみればそうではないのです．外科医の実力の評価は患者，家族がするものです（自己評価をしてはいけません）．

　現在，私は地方都市に勤務する外科医ですが，私に治療（薬物治療，神経ブロック，手術を含めた治療）をしてもらいたいと思われるような外科医になりたいです．

CHAPTER VII 外来診察時の心得

症例 34

患者，外科医，看護師が一致団結して治療した腰椎術後硬膜外膿瘍症例，60 歳代女性

　腰痛，下肢痛を訴え受診．糖尿病の合併があり，手術後の感染率が高いことを説明した．手術後，腰痛，下肢痛は著明に改善したが，術後 1 週目頃から，発熱，炎症反応が出現し，手術後の硬膜外膿瘍と診断．そのため，排膿術を施行した．その後，炎症反応も治まり，2 カ月後に退院することができた．退院時，患者から「入院期間が長引きましたが，先生ならびに看護師，同室の患者たちにも勇気づけられ，治療を受けることができました」と感謝の言葉を頂いた．

神経外科医のつぶやき

与えられたポジションでベストを尽くす

　私は与えられたポジションでベストを尽くすという言葉が好きです．私に例えると，北海道の辺境の地（釧路市のこと）に勤務する中高齢の外科医になっても，自分ができることをみつけ精力的に仕事をしてきました．本来，外科医を志した医者がなぜ，志半ばで外科医をやめてしまうのでしょうか．私は，若い時には休日もなく昼夜を問わず働きました．また，10 数時間にも及ぶ手術も行ってきました．さすがに年を取ると夜の仕事，体力を必要とする長い手術はできなくなりましたが，患者の気持ちがわかるようになり，物事の善し悪しの判別がつくようになりました．

　最近，注目している腰椎周辺ならびに下肢の絞扼性末梢神経手術（腰痛を呈する殿皮神経障害，膝の痛みを呈する伏在神経障害，足裏のしびれを呈する足根管症候群）はそれほど体力を必要とせず，患者とのコミュニケーションを得意とする私には最適な手術かもしれません．末梢神経疾患は思いのほか，頻度が高い疾患であり，人口の少ない地方都市にも治療対象の患者が多くいます．そのため，しばらく脳神経外科医を継続できそうです．

仲間は大切

　外科医を継続するには素敵な仲間（医療スタッフや患者，家族）が必要です．症例で示した如く，本来，医療では病気という敵に対して，医療従事者と患者，家族が一つになって病魔と闘う必要があります．仲間とは，患者により良い医療を提供するために，お互いの欠点，弱点を補い合う関係です．お互いが，自分の権利，立場のみを強調していては成り立ちません．仲間割れしている場所で，手術を行うことは非常に危険です．患者，家族ならびに医療スタッフとのトラブルは外科医を精神的に疲弊させます．そのため，トラブルを回避することは外科医を継続するコツの一つです．私は，若い頃，先輩の外科医より，出来が悪い外科医（つまり，優秀でない外科医）とたびたび，言われました．亀の如く歩みは遅かったですが，上記に記載した事項を守り通した為，長期間，外科医を継続することができています．

CHAPTER

VIII おわりに

時代おくれの身体に触れる診察，治療を目指して

　最先端と言う言葉は非常に魅力的な言葉で，高度な治療技術のみに興味を持つ外科医や治療結果に過剰な期待を寄せる患者や家族が多くなってきました．医療技術は確かに進歩しましたが，患者，家族は幸せになったでしょうか．過度な期待に反して状態が悪くなった時に，怒りをぶつける患者や家族にたびたび，遭遇します．いがみ合うことは幸せな医療環境とは思いません．絞扼性末梢神経疾患との出会いが私の考え方を大きく変えました．絞扼性末梢神経疾患は単独でもみられますが，脊椎疾患に併発してみられることがあり，脊椎手術成績不良原因の一因となっています．診断には，最先端の医療機器を必要とせず，患者のお話をよく聞き，直接，身体に触れることで診断が確かなものとなり，心の交流ができるのです．学生時代に習った"時代おくれの診察"が必要です．最も大事なことは，患者の話をじっく

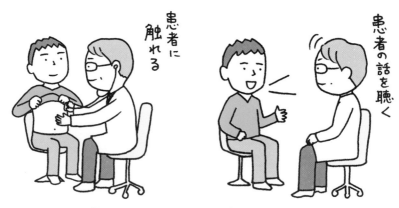

昔から言われていることですが心の交流が大切

◆参考文献
　1）井須豊彦. 時代おくれの医者. コラム「朝の食卓」. 北海道新聞. 2010 年 12 月 2 日.

JCOPY 498-22801

り聴き，身体に触れる診察をすることです．

　近年，時代の進歩に隠れて大事なものを失ったのではないでしょうか．今後は，身体に触れる古い診察法を時代遅れと無視せず，今一度，見直し，＜時代おくれの新しさ＞を追求していきたいと思います．

　私は阿久悠さんが作詞した河島英五さんの「時代おくれ」の歌詞にある如く，「目立たぬように　はしゃがぬように　似合わぬことは無理をせず　患者の心をみつめつづける」時代おくれの外科医になりたいです．私は時代おくれの医療に心地よさを感じております．

索引

編著者略歴

い す とよ ひこ
井須豊彦

1973 年	9 月	北海道大学医学部卒業
1973 年	10 月	北大脳神経外科入局
1975 年	4 月	旭川赤十字病院脳神経外科研修
1976 年	4 月	北大神経内科研修
1976 年	10 月	秋田脳血管研究センター放射線科研修
1979 年	10 月	苫小牧市立病院脳神経外科勤務
1981 年	5 月	北海道大学歯学部放射線科助手
1982 年	4 月	室蘭日鋼記念病院脳神経外科
1983 年	4 月	北海道大学医学部脳神経外科助手
1985 年	4 月	北海道大学医学部脳神経外科講師
1986 年	10 月	アメリカフロリダ大学脳神経外科留学
1989 年	10 月	釧路労災病院脳神経外科部長
2013 年	4 月	末梢神経外科センター長を兼任
2015 年	4 月	富山大学客員教授を兼任

現在に至る

脊髄関係役職
　　日本脊髄外科学会認定　　指導医
　　末梢神経の外科研究会　　代表世話人

著書
1）井須豊彦，監修．名医が答える！首肩腕の痛みとしびれ．治療大全，健康ライブラリー．東京：講談社；2021.
2）Isu, T. Kim, K. Eds. Entrapment Neuropathy of the Lumbar Spine and Lower Limbs. Springer, 2021.
3）井須豊彦，磯部正則，金景成，編著．釧路労災病院脳神経外科脊髄末梢神経外科グループの業績集．釧路．2019.
4）井須豊彦，金景成，編著．しびれ痛みの Q&A 改訂 2 版．東京：中外医学社；2017.
5）井須豊彦，金景成，編著．超入門．手術で治すしびれと痛み．絞扼性末梢神経障害の診断・手術．大阪：メディカ出版；2016.
6）井須豊彦，金景成，編著．触れてわかる腰痛診療―画像でわからない痛みをみつけて治療する―．東京：中外医学社；2015.
7）井須豊彦，金景成，編著．クリニカルスタッフのためのしびれ・痛み診療と薬物治療．東京：中外医学社；2014.
8）井須豊彦，金景成，編著．画像ではわからないしつこい腰の痛みを治す本．東京：講談社；2013.
9）井須豊彦，金景成，編著．痛み，しびれがつらい患者さんへの看護―チームで取り組む脳神経外科，整形外科の実践．東京：

照林社, 2013.

10) 井須豊彦, 監修. 画像ではわからないしつこい腰の痛みを治す本. 健康ライブラリーイラスト. 東京: 講談社. 2013.

11) 井須豊彦, 監修. 首・肩・腕の痛みとしびれをとる本. 健康ライブラリーイラスト. 東京: 講談社. 2012.

12) 井須豊彦, 編著. 痛み, しびれの脊椎脊髄外科—治療の効果とレビュー. 東京: メジカルビュー社. 2012.

13) 井須豊彦, 編著. しびれ, 痛みの外来診療—そのポイントとコツを教えます. 東京: 中外医学社. 2012.

14) 井須豊彦, 編著. しびれ, 痛みの外来 Q & A—脊椎脊髄外来の疑問に答える. 東京: 中外医学社. 2010.

15) 井須豊彦, 編著. 脊椎脊髄手術—これが私の手術法. 東京: 三輪書店. 2007.

きん きょんそん
金 景 成

1995 年　3 月　日本医科大学医学部卒業
1995 年　4 月　日本医科大学脳神経外科入局
2001 年　3 月　日本医科大学大学院卒業．医学博士
同年　　4 月　日本医科大学多摩永山病院　脳神経外科　助教
2002 年　4 月　虎ノ門病院脳神経外科　医員
2003 年　4 月　日本医科大学千葉北総病院　脳神経外科　助教
2004 年 10 月　釧路労災病院脳神経外科　副部長（国内留学）
2005 年 11 月　日本医科大学千葉北総病院　脳神経外科　助教
2009 年 10 月　日本医科大学千葉北総病院　脳神経外科　講師
（2010 年 4 月〜6 月　スイスバーゼル大学脊椎手術外科留学）
2017 年 10 月　日本医科大学千葉北総病院　脳神経外科　准教授
現在に至る

脊髄関係役職
　　　日本脊髄外科学会認定　　指導医，理事
　　　日本末梢神経学会　　　　評議員

プロフェッショナルが伝える しびれ外来 ©

発　行	2012 年 10 月 20 日　　1 版 1 刷
	2014 年 2 月 20 日　　1 版 2 刷
	（改訂改題）
	2021 年 11 月 1 日　　2 版 1 刷

編著者　　井須豊彦
　　　　　金　景成

発行者　　株式会社　中外医学社
　　　　　代表取締役　青木　　滋

〒 162-0805　東京都新宿区矢来町 62
電　話　03-3268-2701（代）
振替口座　00190-1-98814 番

印刷・製本/横山印刷（株）　　　　　　　〈MS・MU〉
ISBN978-4-498-22801-6　　　　　　　Printed in Japan